医道存真 贰

孕产育儿笔记

吴南京○著

中国科学技术出版社
·北京·

图书在版编目（CIP）数据

医道存真之贰 / 吴南京著 . — 北京：中国科学技术出版社，2017.6（2019.6 重印）
ISBN 978-7-5046-7436-4

Ⅰ . ①医… Ⅱ . ①吴… Ⅲ . ①中医临床—经验—中国—现代 Ⅳ . ① R249.7

中国版本图书馆 CIP 数据核字（2017）第 067505 号

策划编辑	焦健姿
责任编辑	王久红　黄维佳
装帧设计	长天印艺
责任校对	龚利霞
责任印制	李晓霖

出　　版	中国科学技术出版社
发　　行	中国科学技术出版社有限公司发行部
地　　址	北京市海淀区中关村南大街 16 号
邮　　编	100081
发行电话	010–62173865
传　　真	010–62179148
网　　址	http://www.cspbooks.com.cn

开　　本	710mm×1000mm　1/16
字　　数	135 千字
印　　张	10.5
版　　次	2017 年 6 月第 1 版
印　　次	2019 年 6 月第 2 次印刷
印　　刷	北京威远印刷有限公司
书　　号	ISBN 978-7-5046-7436-4 / R·2021
定　　价	29.50 元

内容提要

　　本书是继《医道求真》系列之后的又一中医原创力作。著者从医二十余年，博采众长，独辟蹊径。著者按优生优育、十月怀胎、产后护理、小儿疾病顺序条分析缕，还特别针对每一病种、每一病患细致讲解病机参悟、选方揣度、药量增减的得失体会；且顾及小儿机体娇嫩，治疗方法轻灵，用药也以轻清灵透取胜。面对疾病的迅速变化，著者用药可谓"快、准、稳"，特别值得广大临床中医师及中医爱好者参考借鉴。

小儿之病在于变
（代序）

小儿稚阴稚阳，五脏全而元气未实，虽说生机勃勃，但机体却很娇嫩。有鉴于此，就造成了小儿的疾病易虚易实，变化迅速。

治病之要在于随着疾病的变化而变化治疗方法，这是中医辨证论治的精神。但小儿疾病之变实在过于迅速，所以更是要对疾病有预见性，稍有变化就要果断治疗。比如风热感冒，一见小儿发热，就要考虑到热会化毒问题，在辛凉解表时，就要适当用些苦寒解毒之品，以防传变；如小儿受寒腹泻，一见大便前面正常，后面溏稀，就要考虑到阳气下陷的问题，治疗就要加用补气升清和温阳药，而不是等到水泄之时再来升阳温补。

因为小儿机体娇嫩，治疗方法要轻灵，用药也一样要以轻清灵透为上。面对疾病的迅速变化，要做到快、准、稳。

快，要及时发现疾病，及时治疗，时间不能拖。一拖两拖，疾病就会马上变化得很严重。如外感发热，一见开始发热就要马上治疗，如果拖个半天，就会迅速转变成高热。

准，治疗方法要准确。比如小儿外感，要确诊是风寒还是风热，而不能全归于西医术语"上呼吸道感染"，千篇一律地用清热解毒药治疗。

稳，指治疗过程的剂量要恰当。剂量太过则伤身体，剂量不及则治不了病。

现在儿科医生很缺，中医儿科的医生一样缺。其实小儿之病比大人的病要好治。因为小儿天真无邪，思想单纯，虽说五脏娇嫩，但是五脏元气相对很平衡。并且小儿的生命力旺盛，治疗时只要稍稍加以疏导即可。说到难，主要是因为很多小儿（特别是婴幼儿）还不会说话，全靠医生的主观诊断。诊断主要靠医生的望诊和闻诊为主，所以对于儿科望诊方面的内容一定要多记多背，这是一个很关键的问题。另外一个是治疗剂量的问题，比如用中药，虽然教科书上讲新生儿的用药剂量是成人的 1/6，乳婴儿是成人剂量的 1/3，幼儿是成人剂量的 1/2 等，但这仅是一个大概，和实际治疗还是有一定的差别，这和小儿的体格强弱、病情轻重、药材质量等息息相关。比如病情严重，药材质量差，用量就得加大些；病情轻，药材质量好，用量就要少些。这在于平时多临证、多总结。

记得 15 年前，我女儿一岁不到，外感发热，我抓了一剂药给我女儿吃，没想到用药太过，反见孩子体温偏低、畏寒，人的精神也不好。于是我急给女儿服用了补气健脾的中成药，体温才恢复正常。当时我的中医临证经验还不足，对于小儿用药的剂量把握还不是很到位。因为用药一过，就迅速变证，用补气健脾的中成药，体温很快就上升了，可见小儿疾病变化之速。所以治疗小儿病一定要时时观察病情变化，稍有点不对，马上及时调整。这是一个很关键的问题。

小儿疾病变化虽快，但有一个不变之理，就是守脾胃，这是治疗小儿病的核心根本。小儿先天之精，自十月怀胎就决定，出生后全赖脾胃对食物的消化吸收。如果小儿脾胃调理好，运化正常，虽病亦很快能得到康复。如果治病时见病治病，不去考虑脾胃的运化问题，往往一个小小的感冒咳嗽，也会使小儿的元气大损，造成反复的感冒。所以在治疗小儿病过程中，对于小儿的饮食一定要特别注意。

现在网络上对于健康方面的小道消息很多，很多家长也留心于医药之事，给小儿乱吃一些不适合的食物大有人在。笔者在治疗小儿疾病过程中，就见过很多食复现象。要知小儿脾胃运化不强，稍多食则食滞，食物偏寒偏热，也会马上使病情反复。真是成也脾胃，败也脾胃。

针对小儿饮食对疾病的直接影响，笔者建议选择清淡性平的食物为上。其实小儿除了一些先天疾病以外，最多见的不外是肺系统和脾系统的疾病，也就是发热、咳嗽、感冒、呕吐、腹泻、食积等。另外还有些小儿会见失眠（中医专用术语称为夜啼，所谓夜啼，就是小儿失眠），但主要还是集中在肺和脾方面，所以调理脾胃是治疗小儿病的不变之理。

我学医多年，对小儿病的治疗，原来是通过对我女儿的调治得到提升。到金华正式行医后，接触得较多，特别是当年在文荣医院创办中医科时，一个医院只有我一个中医师，接手小儿病也颇多，到现在总算有些心得。

吴南京

丁酉年春于北京

医道存真 贰
孕产育儿笔记

第一讲 优生优育

第二讲 十月怀胎

第三讲 产后护理

第四讲　小儿疾病

第一讲　优生优育

 笔记1：形成胎儿的先决条件

生孩子不是女方一个人的事，得男女双方共同的结合才行。从男女的身体来讲，不外是精子或卵子成熟，排精子或卵子通道顺畅。精子或卵子不成熟，或排精子或卵子的通道不畅，精子和卵子不能结合，自然就不能受孕。

肾主生殖、主藏精，为身体能量（元气）的仓库。以通俗的话来讲，就是健康才能受孕。很多男人总觉得生孩子是女人的事，结婚数年没能生子，一去医院检查，结果发现是男方的问题。这样的事时有发生。

健康在于五脏平衡，元气充足不滞。

人的元气由五脏所产生，又反过来作为五脏功能活动的物质基础，元气要成为五脏活动的物质基础，就一定要流畅不滞，以《伤寒杂病论》里面的话来说，就是"五脏元贞（真）通畅"。如果元气流通发生阻滞，五脏的活动功能就会不正常，这是一个相辅相成的关系。

所以要有一个健康的宝宝，受孕前，有的医生会让父母戒酒、戒烟、少吃油腻，改变平时熬夜等生活习惯。

酒，不同的酒不同的性质，啤酒寒凉利尿，所以啤酒易生阳气。常见很多人因喝啤酒太过而腹部很大，俗称"啤酒肚"，还说是因为啤酒太高营养造成。如果从啤酒寒凉利尿之性来看，必伤阳气。阳主气化，阳气一伤，气化反不利，脾胃的运化亦随之受损，且啤酒里面有很多气体，喝到肚子里，把胃撑得很大，胃体亦伤。白酒之性大热燥烈，易耗精血，精血亏虚，卵子、精子无能量可用，自然不成熟而不能受孕。至于黄酒，是米蒸熟后发酵而成，性湿热。黄酒进入体内，易和体内的水湿合成湿热之邪，从而极易诱发炎症（炎症，不外是湿热化毒郁结而已）。所以要生孩子，最好别喝酒。

香烟性大热，有毒。大热之性再加火烧，则热上加热，加上有焦油等物质，易和肺中之痰湿相合，且燥热伤阴，大火食气，所以吸烟的人，多见肺气阴两虚而兼痰湿阻滞。肺气虚而有痰阻，则会影响肺的吸纳清阳，从而造成元气亏虚。笔者因为工作压力大，亦不时会吸烟，因为考虑到香烟的毒害，于是弄了些专门针对性的中药不时服用，所以身体还好。

▶处方：芦根50g，生黄芪50g，麻黄3g，桔梗10g，生甘草10g，厚朴20g，当归15g，菟丝子30g。

整个药方起补气养阴、宣肺排痰的作用。肺主气，主宣肃，肺气是物质基础，宣肃是功能体现。方中以黄芪补肺气，使肺之宣肃有力；烟毒伤阴，但不能用滋腻药养阴，而用芦根、生甘草、当归之甘润来养，且芦根和生甘草都有很好的排痰作用；再加上麻黄、桔梗，共达宣肺排痰之效，使积痰得以排出体外，肺体才能保，肺气才能足。肺主气，但气之根在肾，再加一味菟丝子固肾养精，促进肺的纳气作用。对于烟民来说，此方可以煎来时常服用，对身体有一定好处。

脂肪摄入过多，则血液浓稠，使血行不畅，从而直接影响身体气机的通畅。很多妇女见形体肥胖、舌淡胖、苔腻等痰湿阻滞之象，多有不孕。中医称为痰阻胞宫，运脾化痰治疗多能有效。

《黄帝内经》说，人过烦劳，阳气就会张扬，熬夜就是过劳。很多人熬夜会见上火，就是阳气过于张扬的表现。熬夜不仅会引起阳气过亢，耗损肾精，另外人的身体得不到足够的休息，也会直接损耗元气。要怀孕，不论男女，最好别熬夜。受孕前，如果男方或女方有其中一方的身体亏虚，多会造成孩子的先天不足。

人是一个由肉体和灵魂组成的有机整体，神志直接主宰着五脏的平衡和元气的流通。思则气结，伤脾；怒则气上逆，伤肝；恐则气下泄，伤肾；悲则气耗，伤肺；喜则气缓（涣散），伤心。可见五亏太过，对人体会直接造成伤害。

时常听人说，因为这样那样的原因，觉得还没有作好怀孕的准备。因为生活条件不成熟，人的五志处于一个相对不平衡的阶段，人的五脏气血亦相对紊乱，此时怀孕的确是有一定的思想负担，对胎儿是会有一定的影响。出于优生优育，有准备的怀孕自是好事。但有时意外的怀孕亦好，因为意外的收获，人会很开心，所以元气亦会很通畅。

怀孕生孩子是大事，准备怀孕时，一定要保养好身体，尽可能改掉对健康不利的一些生活习惯，对下一代很有意义。

笔记2：不能忽视的男性健康

女人怀孕，得有男人的精子，精子的质量问题也就成了不孕症的一个主要环节。

虽然在城市里，男性多能直面自身的疾病，但很多乡下的男性，还是觉得生孩子是女人的问题，老婆不孕，只会让老婆到处治疗，最后女方好好的身体经过乱治成疾，男方不得已去医院里检查，发现精子的问题很严重。

对于男性不育方面的问题，以精子的质量、数量、液化程度、输精管的通畅程度等为主要病因，常见疾病有死精症、弱精症、精不液化、输精管不通畅等。

肾主生殖，不论男女都一样，卵子之精源于肾气，而男人的精子亦源于肾气，所以治疗无精症、弱精等精子疾病治疗的根本必定是在于固肾养精。精不液化多见于瘀血痰阻等为患。输精管不通畅则以清阳下陷、升清不利为主要病因病机。

[案1] 金华邵某，44岁，商人。因为国家政策放宽，家里经济条件亦好，打算要二胎，考虑上了年纪，2015年春，夫妻俩都去医院检查身体。妻子比邵某小十来岁，平时又注重保养，经医院检查一切尚好，而邵某则检查出前列腺增生，精子活力不够，且液化时间很长，医院男科医生觉得难以生育，建议服用中药调治。但邵某在医院里治疗近一年时间，效果平平。2015年冬天到横店来治疗。

邵某形体偏胖，舌淡暗胖，舌苔厚腻偏黄，脉沉涩浊。平时好打麻将，有时通宵达旦，所以颈椎和腰椎很不好，常胃脘痞胀，大便不畅，有痔疮，小腹坠胀隐痛。商人多思且少动，则脾不运，熬夜则肾气必伤，治疗必以固肾养精为根本。见邵某原来所用药方，以熟地黄、山茱萸、仙茅、淫羊藿等药补肾，但用药过于滋腻，脾不运药而生湿，此时治疗则应以运脾化湿为上。精不液化，亦不外是湿瘀互结为患。祛湿之要，一定要考虑气机的升降，清阳得升，湿浊才泄。因患者中焦不运，升清阳以苏叶为好。

> ▶处方：苍术30g，厚朴30g，茯苓50g，泽泻20g，姜半夏20g，焦三仙各10g，生黄芪60g，苏叶15g，狗脊50g，鸡血藤30g，益母草30g，菟丝子50g。

治疗半个月，舌苔退，腰颈疼痛好转。邵某开心地说，近3年患高血压，半个月的治疗下来，血压居然正常了。患者脾虚湿阻，血行不畅，于是血压高，湿去则血压下降，此为正常。肾主生殖，湿邪已去，则用药得专于补肾。

> ▶处方：苍术30g，厚朴30g，生黄芪60g，焦三仙各10g，苏叶15g，鸡血藤30g，益母草30g，巴戟天30g，狗脊50g，菟丝子50g，枸杞子30g，覆盆子30g。

此方服用近2个月，邵某妻子已孕。

[案2] 笔者的师弟，2010年打算要二胎，其爱人取环后一年亦未怀孕，去医院检查一切正常。师弟则见精不液化，此为不育之缘由。师弟是一个力量型的人，平时对于力量训练很用功，致努气伤血，体内瘀阻太

过，导致精不液化。治疗当活血化瘀。

> ▶处方：乌鸡白凤丸，一次1丸，一天3次；三七片，一次5片，一天3次；午时茶颗粒，一次2小包，一天3次。

将午时茶颗粒冲开，送服乌鸡白凤丸和三七片。

午时茶颗粒是一种常用的和胃化湿、祛散风寒的中成药。师弟久习武，汗出当风，治疗时要考虑到外寒伤人的问题。且江南多湿，亦要考虑健运中焦，以促脾胃之运化。服药2个月，妻子怀孕，现在儿子都已四五岁。

[案3] 宋某，男，36岁，某大学体育老师。因性生活太频，结婚后3年不孕，医院检查为死精症、前列腺炎。死精症是肾气亏虚的结果，治疗必要大补元气。2009年夏天，宋某到金华九德堂名医馆治疗。时见宋某面暗唇紫，精神不佳。宋某自诉平时腰乏腿软，小腹坠胀隐痛，尿无力，心烦失眠。舌淡暗偏胖，苔稍腻，脉大而空。男子脉大为劳，此为肾劳，必要静养。宋某亦为自己的荒唐生活后悔不已。

> ▶处方：菟丝子30g，覆盆子30g，补骨脂30g，枸杞子30g，淫羊藿20g，仙茅20g，狗脊30g，杜仲30g，党参30g，白术20g，陈皮15g，厚朴15g，鸡血藤30g，败酱草30g，益母草30g，蜈蚣3条，柴胡10g，炒白芍15g，当归15g。

治疗2个月，宋某的小腹下坠隐痛等已愈，但精子质量没有一点变化。宋某见自己身体情况有所好转，至于能不能生孩子的事已然放下，因为医院的医生说死精症目前无药可医。

除了中医以外，笔者还去学过气功之类的保健方法，特别是道家的内丹功，对人的精力有较好的补充作用。于是笔者让宋某平时有空时，手揎小腹，有意无意地提肛，肩膀放松，深腹式呼吸。中药原来的思路不变，另外再制药酒配合中药治疗。

> ▶药酒方：人参300g，鹿茸200g，枸杞子100g，菟丝子1000g，佛手300g，三七300g，蜈蚣20条，泽泻100g，茯苓500g，麦冬300g，泡高度白酒10kg。每天搅匀1次，半个月后开始服用，一天服100ml。

　　通过药酒和中药的治疗，再加上提肛练气，2009年腊月，宋某的精子质量终有所好转。又治疗近4个多月，宋某的妻子终于怀孕。

　　对于性生活的问题，现在很多人认为精子不外是一些蛋白质而已。殊不知，不论是男人还是女人，性生活都要有一个度，太过必伤人肾气。这可不是所谓的蛋白质这么简单的问题了。过度的消耗会使人的精力下降，工作集中不了精神，人没有了活力。

　　对于肾精亏虚太过的"劳"症，治疗时一定要考虑到气血和畅与痰湿之邪。很多中医治疗男科病，动不动就是熟地黄、附子乱用。特别是近年来中医界因为出了一个"火神派"，很多民间中医，技术不纯熟者，也在乱用附子、细辛之类大热之药，不良反应危害了很多人的健康。如果乱用温阳药而不去运脾化湿，药热常会和内湿相合而成湿热之邪，更何况熟地黄等滋腻药易敛邪生湿。

　　肾主气化，肾虚之人多有湿阻。且血为阴物，不能自运，湿阻则易血瘀。又元气亏虚，无力运血，血脉必不能畅行自如。所以治疗男科的死精症，在大补肾气之时一定要化湿运血。

笔记3：促孕，先调月经

正常的月经周期是一个育龄女性健康的标志，治疗一切育龄女性的疾病都要以月经正常为前提，这是一个关键性的问题。常见很多中医治病，见胃痛治胃痛，见关节痛治关节痛，从不去考虑女性的月经周期问题，于是往往是疾病没法治好，月经却紊乱了，于是变症百出。

女人的月经周期是肾中阴阳两气转化的表现，月经期是阳极转阴，经水下泄，这是一个除旧的过程，如内生殖器有些病邪，可以利用行经时祛邪外出。可是有很多中医师在妇女行经期间不敢治疗，实在是可惜。此时因势利导，重用祛邪化滞药，有时可以起到事半功倍的效果。月经干净后，阳气已尽，转为阴长期，这时是物质基础奠定之时，如果阴血不足则子宫内膜不够厚，子宫内的营养物质相对也就少，如要怀孕是很难的，所以阴长期用药不得太温，以免伤阴血。阴气长到一定的程度，阴极转阳，此为排卵期，是女人最易受孕的时期，如果怀孕了，就得有足够的黄体来维持体温，就像种子发芽的过程得有足够的温度一样，这就是阳气，所以黄体可以理解成阳气。如果黄体功能不全，女性的体温上不去，就很不易怀孕，很多宫寒不孕的患者，去医院检查多发现黄体功能不全，西医治疗用黄体酮（促孕或保胎都一样）。如果黄体功能不全，体温不够，子宫内膜就会持续增厚，西医称为子宫内膜增生症，来月经时，子宫内膜脱落一点就来一点月经，遂见月经淋漓难净，治疗一般是直接刮宫，把子宫内膜刮掉，于是月经也随之正常化。但引起子宫内膜增厚的病因没有得到有效的治疗，过两三个月，还是一样的淋漓难净，于是又再次刮宫。每刮宫一次，子宫就损伤一次，于是很多女性因为子宫受伤过多，气血又得不到补养，造成终身不孕。对于子宫内膜增生症，中医常治以温阳活血，排卵期过后加大活血理气药用量，治疗三五个月，多能痊愈而受孕，但用刮宫的方式治疗，反而对人身体造成很大的损伤，得不偿失。

因为正常的月经是受孕的前提，于是对于月经病的治疗就是保证受孕的一个重要环节。

月经病，主要表现在每次来月经的间隔时间长短、行经时间的长短、经量的多少、经质的清浊、月经的气味、行经的通畅程度等方面。每次来月经间隔时间长（比如正常的间隔时间是28天，而每次来月经的时间间隔超过35天）称为月经后期；间隔时间短于21天，则称为月经先期。忽前忽后的称为月经先后不定期；行经时间超过7天称为经期延长（正常的排经时间是2～5天）；月经量过多的称为月经量多，量少的则称为月经量少。

对于女科疾病的论治，《伤寒杂病论》有部分记载，但内容散漫且不系统，后世医家虽多有发挥，但主要还是局限于某方某病的机械应对。直到《妇人大全良方》的出现，才算是把妇科作了一个系统的梳理，但亦是方证机械对应的治疗为主，医理解说较少。至朱丹溪，才对妇科的月经病进行了较详细的论述，《丹溪心法》有："妇人经水过期，血少也，四物加参术；带痰加南星、半夏、陈皮之类。经水不及期而来者，血热也，四物加黄连。过期，紫黑有块，亦血热也，必作痛，四物加香附、黄连；过期，淡色来者，痰多也，二陈加川芎、当归。过期而来，乃是血虚，宜补血，用四物加黄芪、陈皮、升麻。未及期而先来，乃是气血俱热，宜凉血快气，柴胡、黄芩、当归、白芍、生地、香附之属。经不调而血水淡，宜补气血，参、芪、芎、归、香附、白芍。腹痛加阿胶珠、艾叶、玄胡索。经候过而作痛者，乃虚中有热，所以作疼。经水将来作疼者，血实也，一云气滞，四物加桃仁、黄连、香附。临行时，腰疼腹痛，乃是郁滞，有瘀血，宜四物加桃仁、红花、莪术、延胡索、香附、木香，发热加黄芩、柴胡。紫色成块者，热也，四物加黄连、柴胡之类。痰多，占住血海地位，因而下多者，目必渐昏，肥人如此，用南星、苍术、川芎、香附，作丸服之。肥人不及日数而多者，痰多血虚有热，亦用前丸药中，更加黄连、白术丸服。血枯经闭者，四物加桃仁、红花。躯脂满经闭者，以导痰汤加黄连、川芎，不可服地黄，泥膈故也。如用，以姜汁炒。肥胖饮食过度之人，而经水不调者，乃是湿痰，宜苍术、半夏、滑石、茯苓、白术、香附、川芎、当归。临经来时，肚痛者，四物汤加陈皮、玄胡索、牡丹、甘草。痛甚者豆淋酒，痛缓者童便煮莎，入炒条芩末为丸。经水去多，不能住者，以三补丸加莎根、龟板、金毛狗脊。阴虚经脉久不通，小便涩，身体疼，以四物加苍术、牛膝、陈皮、生甘草。又用苍莎丸加苍耳、酒芍药为丸，就煎前药吐下。"

可见丹溪治疗妇科月经病亦是以气血痰瘀立论，特别是补血调经方面总是以四物汤为主体，自此四物汤就成为治疗月经病的一个专方。到了清代《医宗金鉴》妇人篇，更是把四物汤在妇科的地位推向了一个高峰。直到现在，治疗妇科病，还是起手四物汤，如此风气，牢不可破。对四物汤的加减应用，丹溪还论有："若经候微少，渐渐不通，手足烦疼，渐瘦，生潮热，脉微数，本方去地黄、芎，加泽兰叶三倍，甘草半分；经候过多，本方去熟地黄，加生地黄，或只加黄芩、白术；经行身热，脉数，头昏，本方加柴胡、芩；经行微少，或胀或疼，四肢疼痛，加延胡、没药、白芷与本方等，淡醋汤调下末子。经候不调，心腹痛，只用芎、归二味，名君臣散。气冲经脉，故月事频并，脐下多痛，加芍药；经欲行，脐腹绞痛，加玄胡、槟榔、苦楝，炒木香减半；经水涩少，加葵花、红花；经水适来适断，或有往来寒热，先宜服小柴胡汤，后以四物和之；经候过而作痛，血气俱虚也，宜本方对四君子汤服之。"

如果学者以此为治，临床上自可治愈一部分患者，哪怕套方治病，亦有一些患者会对症，此是常理，但总以辨证论治为核心。

月经病看起来很复杂，但也不外是气血不通和气血不足而已。有很多医生一见月经先期，起手就是凉血养阴药，一见月经后期就用温热药来治疗。这样把月经先期机械地定为血热，把月经后期机械地定为血寒，就像瞎猫遇上死耗子一样，尔中则可以吹一下，但不中者为多。如气虚不摄血、阳虚不固、瘀阻化热、肝郁化热等都会引起月经先期；阴血亏虚而无血可行、肝郁气滞而血行不畅等亦会引起月经后期，所以不能机械地以血寒为后期、血热为先期。

治疗月经病，必定是先分寒、热、虚、实。

寒，主要以畏寒、四肢不温、舌淡暗、面色淡白、脉沉迟无力、神疲气短、小便清长、大便溏薄等全身性的症状为主，而月经的经质常色淡清稀。所以见这些症状出现，治疗总是以温为主。血遇寒则滞，寒症多瘀滞，所以见痰湿则温而化之，见瘀滞则温而通之，不可再用四物汤来治，以免地黄、白芍等阴寒之药更伤阳气而寒不去。

热，主要见恶热、手脚心热，舌红绛或舌中芒刺，脉数，尿黄，大便偏干。月经见紫红色或绛红，且多有腥味（如有热毒，月经气味腥臭）。不论如何治疗都得加用寒凉药，但又不能纯用寒凉。因为妇人见热症，很多时候不是阴虚有热，而是气滞、瘀血、痰阻等化热，临床上常见脉沉弱而偏数，舌淡红而舌面上又有芒刺，稍食寒物则胃脘不运，但又总是口臭，下肢怕冷，又见心烦失眠很严重。表现为寒热错杂，比单纯的寒要复杂。但不论病情怎么复杂，总有其规律可循。寒热错杂的疾病，病之热多是因寒引起。比如见痛经、脉涩，只要还有寒症存在，就可知此热是因寒而瘀，因瘀而热，热为标，寒凝血滞才是本，治疗的重点在于温阳化瘀，瘀血化开，热无所依附则自除，见些许邪热，稍加清凉之药辄能应手而愈。还有见舌红无苔、脉细数的阴虚有热，治疗的重点在于养阴血，而不在于清热，所以热总是标。

虚，指的是人体气血阴阳的不足，治疗重点在于补养。气虚则应补气温阳，因为气为阳中之阴，气虚之甚则损阳，患者见气虚无力神疲，纯用人参、黄芪补气的效果常常不是很理想，而在补气药中加少许肉桂、巴戟天等药，效果就很明显，切不能等到畏寒肢冷再来扶阳。阳虚亦要补气，因阳主升发，温阳药无补气药的升发之性，所以温阳药中加补气药，阳气才能得到速补。比如笔者见阳虚之人，用大剂黄芪为主药，再加干姜、附子，形成一个变通的四逆汤，就是取黄芪补气升发之力，使阳气能快速畅行于全身，从临床效果来看，比传统用炙甘草的四逆汤效果要确切。因阳主温煦、主气化、主运血，阳虚之人多见痰湿瘀阻，且多有伏热之象，温阳之时应同时辅以清透瘀滞伏热，比如加益母草等药以疏通之。阴虚之人用养阴药自是正治，但一定要考虑阴阳互根互用、相互化生的妙理，切不可一见阴虚就用大剂清热养阴药，以免伤阳而阴不得化。常见妇人阴虚有热，很多中医以四物加知柏或以知柏地黄为主药来治疗，常见患者服药后脾胃损败，旧病未好，新病又生。

实，是指病邪。对于妇人月经不调的邪实，丹溪先生梳理得很全面，不外是瘀血、寒凝、气滞、痰阻，可以参照《丹溪心法》的相关论述辨治。

对疾病的寒、热、虚、实进行区别，针对月经周期的规律性进行治疗，月经多能得以有效的调整，效果亦好。但治疗月经病有一个较长的过程，切不能急于求成。

一个月经周期通常是28天，而一个卵子的发育成熟周期要82天左右，也就是说，3个月经周期是一个卵子周期，成熟的卵子才能怀孕，所以笔者对于月经不调，一般是以3个月经周期为基础。可是现在的人容易很急，疾病严重，身体元气亏损，治疗时却恨不得一下子把病治好，这是不现实的。3个月能把女性的月经和卵子调好，有利于怀孕，这样的医生已经是非常高明的了。

[案] 永康夏某，29岁，结婚5年不孕，久治不愈。2007年冬天治疗。夏某自诉月经自13岁初潮起就一直不正常，要么两三个月不行，要么一来就一两个月不干净，治疗十来年亦不见好。笔者以为其根源在于肾气亏虚，治疗当以固肾养精为根本。见夏某先前所用的药方，要么以四物汤加知母、黄柏、大蓟、小蓟等凉血止血，要么用四物汤加桃仁、红花、莪术、水蛭、香附等破瘀通经，杂乱无章。患者平时腰酸痛，眼睛干涩，不时耳鸣，头发易掉，稍吃冷的食物或性寒的食物则胃痛痞胀不舒，腹泻；稍吃温热的食物又见心烦上火，白带恶臭，小腹胀满。平时五心烦热，睡眠不佳。舌淡胖，苔滑腻，舌面有数粒芒刺。脉沉细弦涩而偏数。适逢经期第35天。

此为肾气大亏，脾虚不运，治疗以固肾运脾为根本。针对瘀滞热毒进行稍许疏通就可。

> ▶处方：菟丝子30g，补骨脂30g，覆盆子30g，枸杞子30g，川续断30g，狗脊30g，杜仲30g，巴戟天15g，泽泻15g，茯苓30g，党参30g，黄芪50g，荆芥20g，益母草30g，红藤30g，败酱草30g，苍术20g，陈皮15g，厚朴15g，葛根15g。

服药数剂，血止，腰痛、眼干等症状亦缓解，患者的精神为之振奋。本方服用20剂，见脉象明显有力，特别是左脉弦劲而数，此为月经将来的表现，患者身体大亏，如果没有瘀血闭阻，不可能二十来天就快要来月经的，必定要有一个较长的养精过程才能有经可行。患者此时来月经说明瘀滞明显，治疗得加大活血化瘀药用量，以促进体内瘀滞的排出。因为是冬天，阳气内闭，升清不力，所以还得升提阳气，以免下血太过而使气机下陷。

> ▶处方：菟丝子30g，补骨脂30g，覆盆子30g，枸杞子30g，川续断30g，狗脊30g，杜仲30g，巴戟天30g，红花15g，桃仁20g，党参30g，黄芪50g，苍术20g，干姜20g，厚朴15g，葛根15g，荆芥20g，益母草30g，红藤30g，败酱草30g。

可能是久病成医吧，患者看了看药方，觉得和原来的药方差不多。其实这两首药方主要还是以固肾运脾为核心根本，但原来是见湿而用泽泻、茯苓两味渗利下行之药和补气升提药辅助气机升降，以便祛散湿邪，活血方面只用一味益母草而已。此方则去茯苓、泽泻，加大巴戟天的用量，还加了20g干姜温阳，整个祛邪的方向已转向了温阳化瘀，有利于祛除瘀滞。嘱患者一直服用，服到月经第三天为止，如有瘀血或子宫内膜外排，属正常表现。

　　患者药后四五天，月经来，第二、三天，果真排出大量瘀滞物。因患者元气大亏，祛邪不能太过，为免造成气血亏虚，治疗得快速转到补养气血的思路上来。

> ▶处方：菟丝子30g，补骨脂30g，覆盆子30g，枸杞子30g，川续断30g，狗脊30g，杜仲30g，巴戟天15g，党参30g，黄芪50g，苍术20g，陈皮15g，厚朴15g，益母草30g，红藤30g，败酱草30g。

　　以此方治疗六七天，月经干净，服用半个月余，患者身体已无不适，遂让患者再巩固治疗，一定要达到3个月的时间才能更好。患者配合治疗，次月月经间隔时间35日，行经6天干净。患者先后治疗近6个月，成孕。2008年秋天来保胎两三次，于2009年春产子。

笔记4：促孕调体

男女媾精，阴阳相交，才能受精怀孕。所以能否孕育不是女人一方面的问题，而是男女双方的问题。

肾主生殖，固养肾气是促孕的关键。虽说男人有输精管不通、炎症等疾病，但根本还得以固养肾精为主。女性身体也一样，不论是什么原因引起的不孕，总是以固养肾元为上。

> ▶固肾通精方：生黄芪50g，苍术30g，厚朴30g，苏叶10g，党参30g，菟丝子50g，覆盆子30g，巴戟天30g，枸杞子30g，鸡血藤50g。

加减：有炎症，加败酱草50g，黄芩20g，益母草30g；湿重（如输卵管积液、宫腔积液等）加茯苓50g，泽泻20g；腰痛加狗脊50g，杜仲30g；阳虚加补骨脂30g，干姜15g；瘀阻明显（如子宫肌瘤、子宫腺肌病、输卵管粘连等）加败酱草60g，水蛭10g，三棱15g，莪术15g；阴虚有热，去黄芪，加麦冬30g，白茅根50g，知母20g。

分析：本方以补气固肾、补中升清为主。

治疗不孕症，虽说以固养肾精为核心根本，但是不能片面用补肾药，这样会使药滞不化，补不了身体反而治出一身疾病。现在的患者，以阳虚有湿、脾胃不运为多见，这和社会的时代性有关，特别是乱用输液，过食水果、冷饮等生冷食物，都会使人脾虚生湿。南方有自然界的外湿，北方虽说气候干燥，但是乱吃乱喝，病从口入，也是社会的常态。这些年在北京笔者也治过很多患者，北方来浙江治疗的也不少，十之八九都见湿邪阻滞。所以笔者以苍术、厚朴为常用药。方中黄芪、党参、苍术、厚朴、苏叶补气运中升清阳；菟丝子、覆盆子、枸杞子、巴戟天固养肾精；鸡血藤调和血脉，以使元气流通不滞。

对于不孕症来说，补气升清是一个关键性的问题，因为肾主藏精，肾气亏虚则无力升发，现在的社会，性生活太过的人很多，女性流产的问题也很严重。因为元气亏虚造成炎症发生的频率也很高。不论男人还是女人，生殖系统的炎症，根本原因不外是元气亏虚，无力升清，清阳下陷，造成湿邪困阻下焦而生热毒，这是发病机制。如果见炎消炎，过用清热解毒药，反更伤阳气，气机更不得升发，下焦湿瘀阻滞更严重。很多妇科（或男科）炎症反复不愈，主要还是在于误治。另外，因为网络的普及，社会信息通畅，很多人面对生活的态度很不平衡，整天盯在网络上，总是觉得社会欠他什么，于是肝气郁结的情况也很严重。肝主疏泄，是肾之门户，为一身阳气的萌发点。肝郁则阳气不能升发，脾无阳可用而失运化，痰湿由是内生，从而形成一个恶性循环。

治病男女有别，女人一定要考虑到月经周期阴阳两气的变化，切勿套用成方治疗。特别是很多流产后没有及时养好的女性，一方面是肾气大亏，另一方面是邪实阻滞。攻邪则伤体，扶正则邪又难去，所以更要好好利用女性的月经周期进行治疗。比如瘀阻明显的疾病，可于月经周期因势利导用药，并且祛邪药还要下得猛，以使病邪随月经而去。

笔记5：女性引起不孕的常见病

大体上讲，引起女性不孕的原因，一是无卵子可排，二是有卵排不出，三是内环境不好。

无卵子可排，是指卵子不成熟的问题。比如有些人先天发育不良，子宫幼小，卵巢功能不全等。引起无卵子可排的主要原因是肾气亏虚，治疗的核心在于补养肾气，别无他法。

有卵排不出，主要是输卵管不通畅。如输卵管积液、粘连等引起的不通畅。

内环境，指的是子宫等内生殖器官的炎症、积液等因素导致不孕。还有指的是人的情绪因素，造成内分泌紊乱而不孕，如情绪压抑，气机不畅，肝郁化火的肝郁不孕，如脑垂体瘤等。痰湿过重引起的痰阻不孕，如高血糖、高血脂等。瘀血久滞，引起的瘀阻不孕，如子宫腺肌病、子宫肌瘤等。还有是男方和女方由于免疫因素造成的免疫对抗性不孕，等等。

[案1] 兰溪季某，女，34岁。月经初潮17岁，素来月经延期半个月到1个月不等，要服用活血化瘀药才能来月经。曾交过两个男朋友，后结婚两年不孕，到医院检查发现是幼小子宫，卵巢发育不全，久治不孕。2008年来诊时，已经结婚7年。见患者舌红瘦，苔薄。脉沉细弱而偏涩，不时腰酸。此为先天肾气不足，治疗得大补肾气为主，切不能攻以破血通经。

> ▶处方：党参30g，麦冬30g，五味子15g，菟丝子30g，覆盆子30g，补骨脂30g，枸杞子30g，黄芩20g，紫河车15g，当归20g，益母草30g，杜仲20g，川续断20g，陈皮15g，白术20g，巴戟天20g。

患者月经已40来天没来，见处方没用红花、莪术等药，觉得很意外。细问下，得知患者以前看医生，见月经后期没来，多以红花、桃仁、莪术、水蛭等破血药为主。患者原来就是肾气亏虚，精血不足，再加上长期攻破，精血更亏。遂嘱患者切不能急，一定要坚持服药治疗，更不能用西药的促排卵药来治疗。因为卵子不成熟，促排出来的卵子质量亦差。

季某服药近1个月，身体没有任何感觉，月经还是没来，考虑药物太贵，不想再治疗。笔者告诉对方，此症除了大剂固肾补益，别无他法。患者又服药2个月，还是一样没有任何感觉。服药3个月，患者已经没有了信心，笔者自不为患者急切心情所左右。只要患者接受治疗，自然还是以大剂固肾养精来治疗，不到脉动有劲，自不会再加用活血破血药来催月经。

半年后，患者又来治疗，见其面色萎暗，精神不济。原来这半年时间患者转他医治疗，医生一见月经没来，又用活血破瘀药为治。此时已是冬天，藏匿精气的季节，更不能攻破，于是还是用原来的思路大剂固肾养精为治。为了疏通气血，用人参、鹿茸、三七、枸杞子、佛手等药泡酒配合治疗。

又治疗3个月余，2009年春，患者觉得很久时间没来复诊，不放心，于是到金华复诊。见其面色红润，精神很好，脉象亦明显有力，可以在大剂补益之中加以通经。人的元气精血亏虚，血脉不充，多有瘀滞，但此瘀滞是因虚而致瘀，治疗的重点在于虚，精血没有恢复到一定的程度就用攻破药治疗，反更伤精血。遂拟补气固肾，活血通经。

▶处方：生黄芪60g，党参30g，陈皮20g，白术20g，菟丝子30g，枸杞子30g，覆盆子30g，桑螵蛸30g，狗脊30g，川续断30g，泽泻10g，当归20g，益母草30g，红花20g，桃仁20g，桂枝20g。

季某服药1周，月经至，下瘀血块甚多，原来胀鼓鼓的小肚子一下就变小了，就是来月经后人觉得没有什么精神。此为元气亏虚，因经水下泄，使气机升发不足。虽见瘀滞，但破血不能太过。拟补气固肾，养血调经。

服药15剂后，没有见排卵子迹象，因有数天天气忽然很热，且天气潮湿。季某又去参加同学的婚宴，饮食不节，湿热下注，见白带黄，有臭味，外阴瘙痒，胃痞胀，口苦，口臭。拟补气升清，和血解毒。

▶处方：生黄芪80g，黄芩30g，厚朴20g，白术20g，菟丝子30g，枸杞子30g，覆盆子30g，桑螵蛸30g，狗脊30g，川续断30g，败酱草60g，红藤30g，益母草30g，桂枝10g，炮附子30g，薏苡仁50g，麦芽30g。

药后数日，炎症愈，见排卵迹象。上方加红花20g，嘱患者一直服药到月经干净为止。服药近20天，月经至，又排出大量瘀滞物。

月经干净后又恢复到固肾精的治疗上来，如此治疗近8个月，2009年国庆节，季某告知，已经怀孕。

[案2] 周某，女，28岁，金华人，音乐老师。确诊为输卵管粘连不孕，在杭州、金华等地治疗不效，进行过3次输卵管通液术，还是一样粘连不通。苦无计出，2009年来诊。

周某面色萎暗而偏淡，两颧偏红。舌尖舌边偏红，舌尖有芒刺，舌中根部苔厚腻。脉沉细弦涩而无力。不时腰酸痛，夜尿频，大便干结不一，乳房小叶增生，经常心烦失眠。月经已过20天。

病情寒热错杂，但从疾病之根源来看，是气阳不足，无力升清，造成湿浊下陷而形成输卵管不通。治疗得补气温阳为本，促进气机的升提，况且此为黄体期，用药得偏温，才能真正解决下焦之湿困，针对局部的瘀毒互结，再辅以活血解毒。

▶处方：生黄芪60g，苍术30g，厚朴30g，败酱草50g，红藤30g，益母草30g，鸡血藤30g，菟丝子30g，覆盆子30g，巴戟天30g，炮附子20g，桂枝20g，生薏苡仁50g，威灵仙20g，香附20g，狗脊30g。

嘱患者以此方一直服至月经干净为止。

复诊见舌红大减，根苔亦退，脉象偏弱。月经过后，用药不得太过攻破，以免精血不复，上方不能再用。拟补气升清，调补阴阳。

▶处方：生黄芪60g，苍术30g，厚朴30g，败酱草50g，红藤30g，益母草30g，鸡血藤30g，菟丝子30g，覆盆子30g，巴戟天30g，枸杞子30g，桂枝10g，生薏苡仁50g，威灵仙15g，炒白芍20g，狗脊30g。

如此思路治疗2个月余，患者意外怀孕。到医院检查身体，说起此事，西医妇产科的医生觉得是以前误诊，认为中医是完全不可能把粘连的输卵管疏通的。

对于输卵管不通，笔者治疗较多，主要分辨是由积液引起的还是由粘连引起的，但不论是哪种不通，根源都在于气机下陷，升发无力。引起气机下陷的根本原因在于脾肾两虚，治疗的大原则是补气温阳，促进气机的升提，如果一见不通，就用王不留行、穿山甲（代）、水蛭等药攻破，只有使人的气血更亏虚，元气更下陷，下焦积滞更严重，输卵管更不通。积液引起输卵管不通治疗在于温阳促气化，起初一定要用补气升清和通利渗下的药升降气机，使体内的湿邪得以速化。如果是粘连性的输卵管不通，则要化湿解毒和活血化瘀结合。

任何一种输卵管不通，都必须化湿浊，湿浊不去，输卵管难通。水和湿都是同一物，但输卵管积液是水积不通，而粘连则是湿阻不通。水积在于渗利，湿阻在于燥化。不论哪种不通，局部必定有瘀，渗湿治水亦要加用活血化瘀药，因血水同源，水不利必要活血。在活血药的用量和选择上，不是一定要用莪术、水蛭等破血猛药，而是要根据瘀血的严重程度选择合适的活血药。瘀不明显，可用鸡血藤、益母草、丹参等药性和缓的活血药；而见舌面瘀青、脉象弦涩等明显的瘀滞之象，则要选择水蛭、穿山甲（代）等活血化瘀药为上。

［案3］东阳苏某，女，26岁，素患乳房小叶增生，逢月经则乳房疼痛不已，治疗后稍好，过些时间又如故。结婚2年，多方治疗，不孕。2014年秋天，苏某到横店来治疗。细问之下，得知在大学时流产后，因感情问题情绪压抑，不时乳房胀痛。等到毕业后，疼痛更加严重，人不时头晕，去医院检查，发现患脑垂体瘤。此为肝气郁滞引起的内分泌紊乱，久而久之才形成脑垂体瘤。因为垂体是指挥内分泌的中枢，人的情绪直接影响内分泌，才会患此病。

看苏某带来的中药处方，所用大多是柴胡、香附、青皮等快气药，这应该是采用拿来主义，机械套用所谓成熟的思路治疗之故。

苏某之病，单从处方的过用香燥，就知肾气已大亏。此例肝气不疏，不能再用风药疏肝，而应通过补气固肾的方式使元气充足，气机自然升发，才是解此肝郁的所在。诊脉后，果见其脉沉弱无力。舌诊见舌淡苔腻。月经已2个月未行。拟补气固肾，疏肝和血。

> ▶处方：生黄芪60g，生麦芽60g，枸杞子30g，炒白芍20g，当归20g，菟丝子50g，狗脊50g，石菖蒲10g，党参30g，威灵仙20g，鸡血藤50g，全瓜蒌30g。

药后苏某乳房疼痛大减，精神亦为之好转。服药十余剂，苏某见心烦失眠，此为月经将来，阳气上扰。加益母草30g，桃仁20g。嘱苏某一直服药到月经干净为止。

治郁之要，郁轻者宜疏散，郁重者见瘀血阻滞，在于攻泄病邪。此患久郁，但因元气大亏，初起之时虽说要疏肝，但亦以运中之法，再加大剂补肾之药以促进气机的升发。此时月经将至，患者气血亦有较好的恢复，自得因势利导，加大活血化瘀药用量，使体内的瘀滞随月经外排。患者药后果见腹大痛，下瘀滞物甚多。月经干净后，又顺应月经周期的阴阳两气变化进行治疗，总体还是补气固肾，调通血脉为主。先后治疗半年余时间，苏某得孕。

[案4] 蒋某，女，31岁，温州人。患者自5年前因流产失养后，日见肥胖，月经日见减少。到两年前，身高1.6米的蒋某，体重达到76kg，月经如果不用活血药根本不来。结婚3年，一直没怀孕。医院诊为多囊卵巢综合征。2015年春到横店来治疗。见其舌胖淡，舌边齿痕，苔水样滑，舌面有数个米粒大的芒刺。脉沉弦涩，稍数。

流产最伤人，如果流产后不进行调理身体，肾气大亏，变症百出。这就是所谓的月子病。现在很多年轻人，不够自爱，多次流产后，很多人的身体已经亏虚得很严重。如此身体想要怀孕，很困难，哪怕怀上了也很容易流产。蒋某因流产失养，肾气大伤，无力气化，造成水湿内阻。肾气亏虚则肝阳无以升发，脾亦为之不运，清阳不升，湿浊下陷，卵子不能成熟，更不可能排卵。治疗得补气温阳促气化，辅以散结通络。

> ▶处方：生黄芪80g，厚朴30g，苍术30g，茯苓100g，桂枝30g，泽泻30g，菟丝子50g，狗脊50g，麦芽30g，皂角刺20g，益母草30g，鸡血藤30g。

嘱患者以此方坚持服用，一直服到月经来为止。患者服药1个月，体重下降了6kg。服用3个月，体重下降了15kg。但月经还没来，患者心急了，又到横店复诊。见患者几乎变了个模样，虽说还是有些胖，但不再像原来那样的臃肿。虽说已到夏天，但2015年浙江的夏天根本不热，时常阴雨。嘱患者原方不变，再加生姜30g。又治1个月余，体重又下降了数千克。

患者又来横店复诊，见脉涩象很明显，于原来药方加红花20g，莪术30g，三棱30g，水蛭10g，蜈蚣3条，5剂。

患者因见平时的药方大多为补养，没想到会重用攻破之剂，很是意外。其实治病之要，在于审时度势，患者经过4个来月的治疗，体内的水湿之邪已化大半，但卵巢之瘀滞还没有疏通，此时重剂破血为治，可促进月经外排，体内的很多瘀滞物随着月经而得到很好的排泄。

果真，服药3剂月经就来，次日排出瘀滞物甚多，患者感觉到人一点力气也没有，此是攻破药太猛的缘故。患者心中害怕，遂让其把所配的5剂药全部吃完。患者来一次月经，体重又下降了数千克。

因为患者不方便来横店，考虑大积大聚消其大半而止，治疗得转为补养气血。换方如下。

> ▶处方：生黄芪50g，党参30g，苍术30g，厚朴30g，菟丝子50g，枸杞子30g，麦芽50g，覆盆子30g，当归15g，益母草15g，鸡血藤15g，狗脊50g。

患者服此补养之剂半个月，又来横店复诊，见其身体匀称，面色红润，舌脉均安。以此思路调补气血，兼以疏通为治，2015年秋冬之交时，来电话告知已怀孕。

[案5] 湖州方某，女，29岁，结婚3年不孕，后来到杭州大医院检查，男女双方身体都很正常，医院认为是免疫不合，采用男方的血液注射到女方的体内进行治疗，又通过中药配合，没效。患者又去南京某医院治疗，没效。2012年初冬来杭州诊治。

见方某形体稍胖，面暗颧红，肌肤甲错，舌红偏暗，苔稍厚，舌面瘀斑很多，脉象弦涩无力。平时腰酸膝软，睡眠不佳，不时会心烦、通宵不睡。经期正常，逢经期第一天。此为肾虚血瘀，治疗得固肾活血。笔者开了3个药方。

> ▶第一方：生黄芪60g，党参30g，益母草30g，当归20g，红花20g，桃仁20g，枳壳20g，水蛭10g，菟丝子50g，狗脊50g，桂枝20g，威灵仙20g。5剂。

▶第二方：生黄芪30g，党参30g，益母草30g，当归20g，桃仁10g，菟丝子50g，覆盆子30g，狗脊50g，枸杞子30g，巴戟天15g，炒白芍20g，桂枝10g。15剂。

▶第三方：生黄芪100g，益母草30g，当归30g，桃仁20g，莪术20g，三棱20g，水蛭10g，菟丝子50g，狗脊50g，巴戟天30g，补骨脂30g，枸杞子30g。15剂。

因为方某瘀血严重，又适逢月经期间，重用破血药通经逐瘀，以利于后面的治疗。嘱方某，按这3个药方的顺序吃，下一次月经来一样不能停药。尽可能把体内瘀滞物顺月经外排。

方某的爱人楚某，男，37岁，皮肤白皙而浮嫩，舌淡胖、舌边齿痕，脉沉弦无力。平时胃脘痞胀，遇寒则腹泻。明显的脾虚湿阻，亦要治疗。拟固肾运中、祛风和血。

▶处方：生黄芪60g，党参30g，苏叶20g，厚朴30g，茯苓50g，干姜20g，菟丝子50g，补骨脂30g，炒山药30g，鸡血藤50g，川芎15g，巴戟天30g。

治疗1个月，方某舌面瘀斑消去大半，面色亦转红润，原来两颧潮红亦消退。方某服药后，虽天气大降温亦不见腹泻胃痞。以上思路治疗近3个月，2012年年底，方某开心地告知，已经怀孕。

第二讲　十月怀胎

笔记6：孕妇的心理健康是关键

人的心理活动会直接影响五脏的平衡。怒则肝气上逆，气血上涌，扰动肾精；悲则气耗，使肺的吸纳清阳功能下降；思则气结，伤脾而使中焦不运，人的气血必不足；喜则元气涣散，肾气浮动，无根可守，如范进中举。所以五志太过，都会直接影响到胎元。造成胎萎不长、胎动不安、流产等妊娠疾病。

所以，女人怀孕了，要尽可能处于一个相对宁静的生活环境。心思宁静，五脏才能平衡，元气才能充足，胎儿才能健康成长。特别是丈夫，更要理解妻子的不易，要多关心。

[案1] 东阳金某，是某企业的财务人员，怀孕4个半月。因加班半个月，见胃脘痞胀，下肢水肿，起初不以为然。1个月后，因心悸、失眠严重才去医院，检查出来宫腔积液严重。但医院的中医师觉得用渗利药会伤胎元，不敢下药，推到西医科室去，而西医方面亦没什么好的法子。进退两难时，经人介绍到横店来治疗。

2013年夏天，浙江大热。天气越热，人的阳气就越外浮，体内的阴气就越重，有水湿之邪，内阻就难化。所以面对此疾，必定要温阳才能使水浊得化。因工作加班，思虑过度而耗伤心脾，遂拟运脾固肾、和血疏肝。并嘱患者多看看喜剧片，以开心结。

> ▶处方：党参30g，生黄芪50g，茯苓100g，厚朴20g，苍术20g，焦三仙各10g，泽泻20g，丹参30g，菟丝子50g，覆盆子30g，干姜20g，葛根15g。

服药3剂，水肿大减，心悸失眠亦瘥。保胎之要，在于固养肾精，渗利太过必伤肾元，此时邪去大半，泻利药自当减量。

> ▶处方：党参30g，生黄芪50g，茯苓50g，厚朴20g，苍术20g，焦三仙各10g，干姜20g，丹参20g，菟丝子50g，覆盆子30g，枸杞子30g，葛根15g。

治疗月余，一切安好。

[案2] 绍兴王某，怀孕6个月，因母亲癌症去世，大悲。见人瘦神疲，胃口不开，一日忽见出血，急去医院治疗。经治疗后，血止，胎儿得保，但从此后胎儿就几乎不再长大。此为过悲伤气，使胎儿气血不足而不长，中医称为胎萎不长。治疗得大补气血，疏通血脉。2016年上半年，浙江阴雨连连，阳气升发不足，本就是肺气亏虚之人，自然难以运心血而使心血阻滞。何况王某舌淡苔腻，脉沉无力。拟补气固肾、理气活血。

▶处方：生黄芪60g，党参30g，苍术30g，厚朴30g，菟丝子50g，补骨脂30g，覆盆子30g，紫河车10g，巴戟天30g，当归15g，红花10g，川芎15g。

把药煎好后，药汁少量多次服用，以方便消化吸收。药后，王某胃口渐开，治疗半个月，胎儿开始快速成长。后来患者选择不再巩固，2016年5月初，孩子出生，体重不到2.5kg，早产儿大多体弱，但这是后事了。

笔记7：怀孕期间的注意事项

母子一体，怀孕期间，孕妇的生活环境、起居、饮食、运动、情绪等诸多因素，都会直接影响胎儿的健康。所以怀孕期间有些事情和没怀孕时有所不同，如有不慎，都会对胎儿不利。

对于生活居住环境，要选择适合孕妇的房间。浙江很多人，讲究房间里的一些物品摆设，比如床、桌子、装饰品等。这不外是一个心理暗示，人会去相信，则心会宁静，于是五脏就会相对平衡，这不是迷信，而是相当于一种心理治疗。但至于是不是合适，则和人的体质有关，比如阳虚有内热的人，长期处于一个采光很好的房间，屋里颜色都是红色，人就会兴奋，不论物品怎么摆放，还是会让孕妇的精神亢奋，从而引起心烦失眠、汗出、口渴等症状。母体处于一个亢奋的状态中，精血易耗，胎儿无血可养，于是胎儿亦为之不稳而多动。如果孕妇是阴虚有寒之人，生活在阴寒的屋子里，人的阳气就会下陷而影响脾胃的运化，肾气亦由是而不足，胎萎之疾自易发生。

怀孕后，孕妇大量的营养物质要被胎儿吸收，所以起居运动方面，活动不得太过，特别是一些身体素质向来虚弱的人，在早孕期更要多休息，切不能像平常一样到处跑。静养培元以固胎气，如果再乱跑，活动太过，胎元不足，多会流产。等到怀孕四五个月以后，胎儿在子宫里已经着床很好，气血能很好地提供给胎儿，情况相对亦稳定，活动可以适当加强。记得以前在山村生活，很多妇女怀孕后照样干农活，这是因为长年劳动的人，筋骨肌肉强健有力，元气充实。《医宗必读》里讲到治病当分贵贱，这是很有道理的。现在社会物质丰富，很多人大吃大喝，酒肉过度，白天没有什么活动，没有午睡，晚上成了夜猫子，睡眠时间亦不足。虽看起来肤色白净，但却外强中干，气血不足。

有人提出，早孕因胎儿在子宫内不稳定，不能有性生活，而孕中期可以适当性生活。笔者觉得整个妊娠期间最好不要有性生活，性生活会使子宫产生强烈的抽动，实不利胎儿的成长。如有些患者，原来早孕时有先兆流产，经过保胎才使胎儿成活，更是不能有性生活。

孕后期，特别是临产前1个月，可适当增加活动量，以促使身体气血的和畅，有利于生产。气血通畅，胎儿的气血才能充足。任何活血化瘀药的治疗都不如活动身体来得好，活血化瘀药的应用是被动地强行运血，而身体活动形成的气血和畅，是一种整体性的代谢，不仅能让人的气血通畅，还能促进机体的新陈代谢。如果产前活动过少，气血不畅，常会见胞衣不下。胎盘和子宫粘连，就是因为气血不畅造成的。

饮食方面，多选择新鲜易消化的食物，体质偏阳虚的选择温性食物为上，体质偏于阴虚的选择凉性食物为主。但亦不能太过偏胜，比如阴虚之人，过多食用水果等生冷之物，虽开始时人感觉舒服，但阴阳互根互用，太过寒凉反伤阳气，阳气一伤则阴不能化，对胎儿亦是不利。对于黏腻不易消化的食物则应少食，特别是阳虚之人，脾胃运化功能多不太好，进食糯米、蜂蜜等黏腻之物，反易伤脾胃而生内湿。记得数年前，金华有一孕妇，因为家人觉得要增加营养，于是去乡下买了些土蜂蜜，虽然孕妇脾胃尚好，但过食蜂蜜，造成胃脘痞滞不舒，再食些时日，孕妇见烦躁失眠，大便不畅。这是因为过食黏腻的土蜂蜜，内生湿邪，湿阻中焦化热之故。后来笔者用藿香、厚朴、荷梗、苍术、黄芩等芳化苦燥、健运中焦为治，并嘱其不能再服土蜂蜜，才渐愈。

情绪是健康的良药，亦是健康的大敌。

情绪变动，会直接影响五脏的平衡，变动越激烈，五脏的失衡就越严重。现代科技证明，人的情绪过激会促进内分泌的影响。如人常处于忧思郁闷，会严重影响胃蛋白酶等物质的分泌，从而影响消化吸收功能，证实了中医学"思伤脾"的正确性。

笔者治病过程中，常会表现得很夸张，说一些荒诞的笑话，衣着上也穿得很随意。这不外是为了使整个诊治过程处于一个轻松愉快的气氛，有利于患者的心情放松。很多患者来看病，忘记了自己是一个患者，这样能使其心神宁静，有利于五脏的平衡。和风水一样，不外是一种心理治疗罢了。所以怀孕过程中的妇人，一定要使自己的情绪保持相对的平稳，这样心神才会宁静，五脏平稳，元气充足，胎儿才能健康成长。

常见有人在怀孕（特别是怀孕前3个月的早孕期）期间因吵架、受惊、恐慌等情绪刺激而发生流产，这就是因为情绪过激，直接影响五脏而致。

笔记8：固元养胎

　　受精卵着床后，需要从母体吸收大量的营养才能成长，但胎元根于肾，在孕期进行健脾固肾的治疗，能固养宝宝的先天元气。小儿在没出生前，父母所给予的精气就是中医学所说的先天之精。如果在宝宝没出生之前进行合理的调补，对孩子一辈子的健康都有实际意义。肾藏精，所以宝宝在母亲肚子里时，固养肾元是很有意义的。

　　十月怀胎期间，又分为早、中、晚三个不同时期的护养。早期，胚胎刚着床，如果母亲的气血不足，或气血不畅，胚胎得不到足够的营养，就很容易流产。所以早期的保胎之要在于固养肾元，补气升清，把元气托着不下陷，才不至于流产。所以早孕之时，活血通气药不能过用，一般只是应用少许以运补药而已，使补药补而不滞即可；孕3个月后，胚胎已基本正常在子宫里着床，此时应补气固肾，疏通气血，一定要使气血通畅不滞，才能保证足够的能量供给宝宝，所以此时活血通气药的用量得加大。很多人看笔者保胎，方方不离当归、红花，很是吃惊。其实胎儿有四五个月大了，所需要的能量很多，一定要使气血供应的通道顺畅；后期的3个月，胎儿已较大，这时可以进行一些预防性的治疗。比如素体阳虚有湿的孕妇，孕后期大多会见水肿，可以在固养胎元的基础上消水。到产前1个月，治疗应以疏通气血为主，所谓胎前不滞，产后不虚。在怀孕的最后一个月疏通气血，有利于产后的康复，很多长辈让孕妇在临产前1个月要多走走路，就是为了促进气血的通畅。

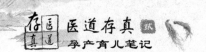

> ►早孕固胎方：菟丝子50g，覆盆子30g，枸杞子30g，杜仲30g，狗脊30g，川续断30g，党参30g，黄芪50g，苍术20g，厚朴20g，苏叶15g，当归10g。

加减：见脉数血热，去黄芪，加黄芩30g，麦冬30g，白茅根50g；阳虚不足，加补骨脂30g，干姜20g；呕吐，去黄芪，加生姜30g，黄芩30g，半夏30g。如见先兆流产的出血，切不能以血热为治，很多患者会因误用凉血清热药而流产。如是气虚不摄血的先兆流产，去当归，加仙鹤草60g；血热出血的，去黄芪、杜仲、当归，加黄芩30g，白茅根50g。丹溪说黄芩和白术是安胎圣药，这不外是因义乌多湿热，黄芩和白术两药合用，去湿热的效果好，湿热去则胎儿在母亲体内的环境好，就不会流产。胎元根于肾，保胎根本还是在于肾气，所以切勿泥于前人的一些言论。如果孕妇见脉弱无力，这是元气亏虚，上方要多服，并且要静养，有条件的人，最好多卧床休息，减少能量的消耗，使胎有气血得养。

孕之初，用药不能过温过热，除非有明显的阳虚症时才能用温热药。整个药方的用药比例以平性为好。因为考虑到现在的人体质多湿，阳气升发不力，所以笔者用药会稍稍偏温一些。但巴戟天之类药，还是不太用，以免药热扰动气血，不利于胚胎着床。方中加当归，只是为了稍稍疏通补药，使补而不滞罢了，所以当归的用量不能大。如果见出血，哪怕10g当归也不太好应用，这是有必要注意的。当然，有些患者，本来就患子宫肌瘤之类的疾病，保胎时得进行消瘀，这是特殊情况特殊对待。

> ▶孕中疏调方：菟丝子50g，覆盆子30g，枸杞子30g，杜仲30g，狗脊30g，党参30g，黄芪30g，苍术20g，厚朴20g，当归15g。

加减：胃痞腹胀（对于素来脾虚失运的人，此时胎儿开始长大，会见消化不良、腹胀等症状，并且随着胎儿越大，这些症状越严重。有些孕妇，因为胎儿压迫大肠，造成严重的便秘，不得不提前剖宫产，这样的早产儿大多体弱多病，很是难养，所以一定要重视孕期消化系统的问题），加枳壳15g；有湿，加茯苓30g，泽泻10g。怀孕3个月以后，还有些患者会见胎萎不长，或是宫腔积液等情况，2015年，笔者治疗一例温州患者刘某，就是因为严重的盆腔积液造成胎萎不长，笔者治疗时重用渗利活血药以保胎。总之，孕中期，胚胎已着床，但还得以固养肾元为上，另外着重疏通气血，使气血通畅，保证胎儿的能量供应。

> ▶孕后期方：菟丝子50g，覆盆子30g，枸杞子30g，杜仲30g，狗脊30g，党参30g，黄芪50g，苍术20g，厚朴20g，当归20g，苏叶15g。

加减：便秘，加枳壳20g，肉苁蓉30g，杏仁15g。因为此时的便秘多是因为胎儿压迫造成，治疗不能用通利药，而应以疏通润燥药促进肠胃的蠕动，促进大肠滑润；失眠多是胎热上扰，去黄芪温浮之性，加白芍20g，黄芩20g，白茅根50g；水肿，加茯苓50g，泽泻20g，茯苓、泽泻利水较纯和，猪苓性偏猛，不利于胎儿，更不能用大戟、商陆之属逐水。

方中应用苏叶，伍于补气药，能促使气机升发，主要作用在于托元气，不至于下陷，这样能避免早产。

▶临产导滞方：菟丝子50g，覆盆子30g，枸杞子30g，杜仲30g，狗脊30g，党参30g，黄芪50g，苍术20g，厚朴30g，当归15g，红花5g，桃仁5g。

加减：孕妇素有湿热，去黄芪，加金钱草30g，垂盆草30g，黄芩30g。临产前1个月用此治疗很好，能预防胎毒和黄疸。使宝宝出生后免于吃苦寒药清胎毒。所谓的胎毒，多是湿热之毒，所以在临产前1个月服用清利湿热药，能有效去除胎毒。

笔记9：数例保胎病案

[案1] 吴某，女，33岁，丽水人。2006年初夏，怀孕3个月，因夫妻吵架，次日见阴部出血，血色鲜红。到中医院保胎，用白术、黄芩、白茅根、苎麻根、大蓟等凉血止血药，血量反而加大；西医用黄体酮等药，亦不效，且见心烦失眠、腰酸痛、大便不畅。医院要求人工流产，以免损害身体。

当时见患者面淡颧红，眼眶及环口色暗。舌红有芒刺，脉数有劲，稍按脉中空。此为肝郁化火，气血两虚。吵架最损人，又怒又悲，怒则气逆而扰动下元肾气，肾主生殖，胎儿之养全赖肾气，肾气一伤则胎元无系；悲伤肺，悲则气耗，何况连夜吵架，致使元气大伤。气主升发，气伤则升发无力，致血从下走，治疗当以大剂固肾养精为上，辅以健脾补气以升清阳。

▶处方：生黄芪30g，党参30g，桑叶30g，黄芩30g，菟丝子50g，覆盆子50g，杜仲30g，狗脊30g，川续断30g，当归10g，炒白芍20g，山茱萸30g，仙鹤草100g，知母15g，杏仁15g，生白术20g。

重用桑叶，伍黄芩、知母清肃肺气以制肝火，然桑叶总是质轻清之风药，和补气药相伍，又能升提清阳。重用仙鹤草，和菟丝子、覆盆子、山茱萸等合用，在于固摄元气。当归、白芍敛肝柔肝以制肝急。

患者药后一剂则血止而安，且睡眠、腰酸痛、大便不畅等亦安。治疗半个月，一切安好。

2006年7月，怀孕第5个月，因情绪波动，患者又见烦躁失眠，情绪极差。精神萎靡，舌红芒刺，脉细数无力。此因先前先兆流产出血元气未复，加上天气转热，阳气上扰而肾精更耗。拟固肾清心、疏肝和胃。

> ▶处方：百合60g，党参30g，桑叶30g，黄芩30g，菟丝子50g，覆盆子50g，杜仲30g，狗脊30g，川续断30g，当归15g，炒白芍30g，巴戟天10g，肉苁蓉15g，知母15g，厚朴15g，柴胡10g。

药后睡眠得安，精神渐渐好转，以此思路加减治疗1个月余。

2006年9月，因立秋期间下过几场雨，见髋关节疼痛不能行走，医院检查示羊水偏多。见腰酸无力，舌红、苔稍厚，脉滑数有力。此为肾虚无力气化而有湿阻，羊水过多，不外是湿邪不化而已，治疗得补肾以促气化，健脾以促运化。拟健脾固肾，升清降浊。

> ▶处方：生黄芪60g，党参30g，茯苓30g，厚朴20g，菟丝子50g，覆盆子50g，杜仲30g，狗脊30g，川续断30g，当归15g，泽泻15g，巴戟天20g，肉苁蓉15g，苏梗15g，藿香10g。

因秋气已到，大气肃降，应适当升提，但因患者肾气本亏，风药不得用太过，所以用藿香升提且能醒脾以运中。药后数剂，髋关节疼痛已瘥。并嘱患者不得再像原来那样吃几天药就停，而应巩固治疗。胎儿在母体中，通过大量的补气固肾药来治疗，可使胎儿先天之气充足。患者觉得有理，接受巩固治疗。

怀孕时髋关节疼痛，很多孕妇都有，西医认为是缺钙，多用钙片治疗，但有些患者有效果，有些则无效果，可见缺钙并不是最直接的问题。中医并无缺钙之说，对于此种关节痛，归属痹症范畴，不外是胎儿长大了，孕妇的能量不足，加上胎儿压迫腹腔，造成气血不畅。但关节痛还是肾气不足的问题，临床上见很多关节疼痛，医院说是缺钙，但用中药的补肾壮骨药来治疗，效果往往比钙片要理想，随着患者病情的好转，再检查，发现缺钙的情况大有改善，可见中医的治疗在于促进身体对钙的吸收，特别是补肾壮骨药，很有意义。

本患者从先兆流产开始治疗，菟丝子、覆盆子、杜仲等固肾养精药方方不离，一直到2007年2月初孩子出生前都在治疗，可见古人对于黄芩、白术为安胎圣药的客观认识，不能一概而论。先兆流产的出血，不仅有血热，还有气虚升提无力、肾虚封藏不足、瘀阻化热而迫血妄行、痰湿阻滞而行血不畅等，切不能一见出血，就用凉血为治。

［案2］鲍某，女，28岁，安徽安庆人。婚后久不孕，到处治疗不效。在上海某医院检查，发现患子宫腺肌病、卵子发育不全、输卵管不通、妇科炎症等妇科疾病，医院说哪怕是做试管婴儿的机会都没有。

2008年，患者到横店来诊。其体胖面暗，舌淡胖，舌边齿痕，脉沉细弱无力而偏涩数。看医院的检查报告，示体温偏低、输卵管严重积液。询问后鲍某告知，从未怀孕过，且一直月经后期。从鲍某的症状群来看，不外是脾肾阳虚为患。脾肾阳虚，无力气化和运化水湿，则湿邪内生，郁久化热而引发妇科炎症和输卵管积液；血遇寒则凝，遇热则行，阳虚之人无力运血则瘀，加上湿邪为患，湿邪和瘀阻就合邪成湿瘀之结，从而引发子宫腺肌病。治疗得从温阳化湿、活血解毒入手。

因为患者远来，从安庆到金华交通不便，于是一次性为之开了8个处方，嘱患者按顺序服药。

▶处方一：生黄芪100g，苍术30g，白术30g，茯苓50g，厚朴30g，焦三仙各10g，干姜30g，炮附子30g，鸡血藤50g，益母草30g，败酱草30g，红藤30g，苏叶20g，菟丝子30g，补骨脂30g，泽泻30g，红花20g，川芎15g。15剂。

▶处方二：生黄芪60g，苍术30g，白术30g，茯苓50g，厚朴30g，焦三仙各10g，干姜30g，炮附子30g，鸡血藤50g，益母草30g，败酱草30g，红藤30g，苏叶20g，菟丝子30g，补骨脂30g，泽泻30g。15剂。

▶处方三：生黄芪60g，苍术30g，白术30g，茯苓50g，厚朴30g，焦三仙各10g，干姜15g，炮附子15g，鸡血藤50g，益母草30g，败酱草30g，红藤30g，苏叶20g，菟丝子30g，补骨脂30g，泽泻30g。15剂。

▶处方四：生黄芪60g，苍术30g，白术30g，茯苓50g，厚朴30g，焦三仙各10g，干姜15g，炮附子15g，鸡血藤50g，益母草30g，败酱草30g，红藤30g，苏叶20g，菟丝子30g，补骨脂30g，泽泻15g。15剂。

▶处方五：生黄芪60g，党参30g，白术30g，茯苓30g，厚朴30g，焦三仙各10g，苏叶20g，生姜20g，鸡血藤50g，益母草30g，败酱草30g，红藤30g，菟丝子30g，补骨脂30g，覆盆子30g，杜仲30g，巴戟天30g。15剂。

> ▶处方六：生黄芪80g，党参30g，白术30g，茯苓30g，厚朴30g，焦三仙各10g，苏叶20g，生姜20g，鸡血藤30g，益母草30g，败酱草30g，红藤30g，菟丝子30g，补骨脂30g，覆盆子30g，杜仲30g，巴戟天30g，红花20g，川芎15g。15剂。
>
> ▶处方七：生黄芪80g，党参30g，白术30g，茯苓30g，厚朴30g，焦三仙各10g，苏叶20g，生姜20g，鸡血藤30g，益母草30g，红花15g，红藤30g，菟丝子30g，补骨脂30g，覆盆子30g，杜仲30g，巴戟天30g。15剂。
>
> ▶处方八：生黄芪60g，党参30g，白术30g，茯苓30g，厚朴30g，焦三仙各10g，苏叶20g，生姜20g，鸡血藤20g，益母草20g，红藤30g，狗脊30g，菟丝子30g，补骨脂30g，覆盆子30g，杜仲30g，巴戟天30g。20剂。

2009年3月底，鲍某来电话说，已经怀孕，但还有20来剂药没吃，问能不能吃。笔者告诉鲍某是用来保胎的，但同时还告诉鲍某，因为她的身体元气太亏，怀孕后还得保胎，如果见腰酸，最好休息静养，别再干活。因鲍某和她父亲在沈阳做生意，元宵一过就去沈阳了，事情亦较多，但她父亲为人不错，见鲍某一怀孕就让女儿养养。

2009年6月，鲍某觉得筋疲力尽，根本不能下床，还见出血（先兆流产），急来电话。

> ▶处方：黄芪100g，党参60g，菟丝子50g，覆盆子50g，杜仲30g，狗脊30g，巴戟天30g，仙鹤草100g，荆芥炭15g，棕榈炭15g，当归10g，补骨脂30g，山茱萸30g，陈皮20g，厚朴20g，苏叶20g。

嘱鲍某煎浓药，药汁少量多次服用。鲍某药后血止，精神有所好转，嘱其原方不变，连吃半个月。

2009年7月，得知鲍某胎儿得保，人的精神亦恢复不少。又出了个药方予鲍某调理。

> ▶处方：黄芪80g，党参50g，菟丝子50g，覆盆子50g，杜仲30g，狗脊30g，巴戟天30g，仙鹤草50g，荆芥炭15g，当归10g，补骨脂30g，山茱萸30g，陈皮20g，苏叶20g。30剂。

2009年年底，鲍某足月产一子，母子俱安。

此患难治，最难在于元气亏虚，在元气不足的前提下怀孕，所以导致后面一系列的问题，所以保胎原则总不外是以补气固肾为根本。因输卵管严重积液，又是明显的气阳两虚，治疗得补气温阳以促气化，使清阳得升，湿浊得泄，取"真武汤"之意，用黄芪、干姜、炮附子为一个变通的四逆汤温补气阳；再加菟丝子、补骨脂固肾养精。针对炎症等问题稍稍清利。

第二、三、四、五首处方，活血化瘀药都减少应用，因为患者久积，元气又大亏，如果开始不重用活血化瘀药疏通，则积液不得化开（血水同源，血不利则为水，水不利亦血滞，重用活血化瘀药于行水之剂中，可以明显增加治疗效果）。虽说第一个处方中有大量的补药，但过用活血化瘀药，总是会伤人体元气，对元气的补养和恢复不利，所以后面几个处方把活血化瘀药减量。患者确诊有子宫腺肌病，明显有瘀滞，通过2个多月的补养，于第六、七首药方里又加用红花和川芎，以促进气机的通畅。到了第八个处方，又恢复到补养上来。当然我也想不到鲍某服药的效果会这么好，几个月就怀孕。但此时怀孕是非常不利的，元气不足的情况下怀孕，多会见先兆流产。这种流产的表现很有规律，先是见腰酸，不几日（有的也就一两天）就见出血。如果因为见出血而治以清热凉血止血，气机更为下陷而不得升提，血越不得止，所以不得用苎麻根、白茅根、大蓟等药，用了反而坏事。要用大剂补气固肾为治，稍加些许升提药，促使气机的升提，且患者要多卧床。

[案3] 刘某，女，33岁，温州人。结婚10年不孕（从没怀孕），多处治疗不效。2015年年初到横店来治疗，见刘某体瘦面淡，舌淡胖，苔白腻，脉沉弱几无。此为元气大亏，精血亏虚以致不孕，不是病。治疗得大补气血。月经已过半月。

> ▶处方：黄芪60g，党参30g，菟丝子50g，覆盆子50g，巴戟天30g，狗脊30g，紫河车20g，当归20g，益母草30g，红花15g，苍术30g，厚朴30g。

刘某治疗半个月，复诊时见面色转红润，此思路治疗近3个月，曾用鹿角片、淫羊藿、葛根、杜仲、茯苓等药。

2015年5月，刘某因宫腔积液很严重，在温州某医院保胎，效果不佳，于是又到义乌来治疗。时见刘某面色不华，舌淡胖，苔滑腻，脉象沉涩弦浊。此为严重的湿瘀互结，气血不能供应给胎儿，胎儿得不到营养，治疗得果断下药，使湿瘀速化，才能保证胎儿的健康。拟补气固肾、活血化湿。

▶ 处方：黄芪100g，党参50g，菟丝子50g，补骨脂30g，狗脊50g，杜仲30g，炮附子50g，茯苓100g，泽泻30g，红花30g，益母草30g，厚朴30g。

当时义乌有一中医见此方大吃一惊，谓是打胎之药。老百姓大药房的药工抓药多年，亦没见过这样的保胎药方。但没想到药后，刘某的宫腔积液得以速化，胎儿得保，只是人觉得没有什么精神，又到义乌复诊。此时见刘某经用大剂利水化湿药和活血化瘀药后，人反而增胖了不少，面色亦转红润。舌转红，苔薄，脉弦滑偏弱。拟补气固肾、和血运中。

▶ 处方：黄芪80g，党参50g，菟丝子50g，补骨脂30g，狗脊50g，杜仲30g，巴戟天30g，茯苓30g，红花10g，当归15g，厚朴30g，覆盆子50g。

2015年夏天，刘某感冒，见咳嗽、发热不退，在温州医院治疗数日不效。因有孕在身，外感之疾甚易影响胎儿的成长，特别是咳嗽和发热。咳嗽则大伤肺气，动摇五脏；发热更是大伤元气，如果用药不果断，多一天发热，元气就亏虚一分。当时因笔者有事在北京，患者来电话询问，遂远程开方。

▶ 处方：麻黄10g，杏仁15g，金钱花30g，连翘20g，黄芩20g，生石膏50g，当归20g，菟丝子50g，党参30g，桑白皮20g，厚朴20g，狗脊50g。3剂。

嘱刘某，如果用药，一剂就好，就没有必要吃第二剂，感冒以后，得马上调补气血，否则胎难保。

药后一剂，外感好大半，再服一剂，咳嗽发热已愈。因考虑外感虽愈，但还会有些许余邪未祛除，治疗时不能纯用补养，以免病情反复。于是在补养之中稍加些许疏散之药。拟补气固肾、散风调血。

> ▶处方：麻黄3g，杏仁10g，金钱花20g，连翘20g，黄芩15g，覆盆子50g，当归20g，菟丝子50g，党参30g，桑白皮20g，厚朴20g，狗脊50g。5剂。

药后身体逐渐康复，精神亦好。

2015年秋，刘某见胎儿不长，去医院检查，发现孕酮偏低，治疗十来天，无效。又来义乌治疗。时见刘某面色萎暗，精神不佳，脉沉弱无力。因考虑到秋天大气肃降，治疗当于大补中稍辅升提，以促使阳气的升发。对于胎萎不长或黄体功能不全的体温偏低，用风药很有意义。笔者在临床治疗中发现，如果患者排卵期过后体温不能上升，在补气温阳的基础上稍加苏叶、柴胡之属风药，可以明显促使体温上升，这就是中医所说的振奋阳气。因2015年下半年，浙江多雨，于是升清阳药直接用苏叶，一来可以和中化湿，二来可以升提阳气。

> ▶处方：黄芪80g，巴戟天30g，淫羊藿30g，杜仲30g，苍术30g，补骨脂30g，当归20g，菟丝子50g，党参30g，苏叶20g，厚朴20g，狗脊50g。

刘某药后一切均安。2016年1月产一女。

[案4] 朱某，女，32岁，义乌人。体胖，素来体虚腰痛，颈椎病、大便不畅，每年夏天就中暑连连。2015年夏天因吵架流产，身体调养两个来月时又意外怀孕。因考虑到元气亏虚，不想等其见先兆流产再治疗，于是一见受孕就调补身体。见舌胖、苔厚腻，脉沉弱。时值阴雨，天气寒湿。拟补气固肾、运脾化湿。

> ►处方：黄芪60g，党参30g，苍术30g，厚朴30g，菟丝子30g，补骨脂30g，狗脊50g，当归15g，巴戟天30g，覆盆子30g，苏叶20g。

另外用别直参片15g，泡水后与中药兑服。

虽说见湿重，但考虑冬天阴雨湿寒，阳气无力升发，所以茯苓、泽泻之渗利下行之药不得用，要不元气更下陷，清阳不升，湿浊更不得化。

以该思路一直调补，2016年春，还是一样的阴雨连连，外感咳嗽。此症难弄，难在痰湿黏滞难化，又逢连绵阴雨，患者又元气不足。如果化湿太过，反伤元气不利胎儿。拟固养之中辅以辛散燥湿。

> ►处方：姜半夏20g，苍术30g，厚朴30g，麻黄5g，杏仁15g，黄芩20g，干姜20g，黄芪50g，菟丝子50g，狗脊50g，当归15g。

另：半夏糖浆，每次20ml，兑于煎好的中药里一起服用。如此先后调治半个月余，咳嗽才愈。

2016年5月，检查见转氨酶、胆红素等指标增高，舌尖舌边偏红，苔厚腻而偏黄。脉沉浊。此为中焦不运，六腑不畅，导致湿热郁滞不化。治疗得运中化湿，使湿热之邪速去。

> ▶处方：垂盆草30g，金钱草30g，茯苓30g，厚朴30g，苍术30g，姜半夏20g，党参30g，黄芪30g，菟丝子50g，狗脊50g，益母草20g。

治疗半个月，检查一切正常。

2016年6月初，见下肢水肿，此为元气不足，气化不利，湿浊下陷为患。因为2015年下半年到2016年上半年，浙江连绵阴雨，得重用温阳化湿，但又要考虑到天气虽说阴湿，但气温开始升高，用药又不得太过温化，以免内生湿热。

> ▶处方：茯苓50g，泽泻30g，炮附子15g，生姜20g，黄芪30g，党参30g，菟丝子50g，狗脊50g，益母草30g，当归15g，厚朴30g，苍术30g。

治疗半个月，水肿消退，再次检查肝功能，一切正常。考虑到因下肢水肿，用渗利药太过而伤胎元，上方去茯苓、泽泻又调治半个来月。

2016年7月初，因胎儿渐渐长大，患者素来脾虚湿阻，大便不畅，不时见小腹及胃脘处胀满不适。治以运脾固肾、通降腑气。

> ▶处方：厚朴30g，当归20g，黄芪50g，党参30g，生大黄3g，杏仁10g，苏叶20g，菟丝子50g，狗脊50g。

平时见腹胀则按揉内关、足三里两个穴位。

2016年7月中旬，雨渐停，天气转热，并且天气一转热就是暴热。内元亏虚之人，加上有身孕，大热天阳气外浮，内阴重，得温中提气，但不得再用苏叶等发散药来升提，所以用葛根，取其味清能载药上行，虽有湿邪，亦不得再用渗利，以免元气下陷，不利胎儿而引起早产。何况因为空调的问题，人易受外寒，保胎用药，更要时时健运中焦，使脾气升发。

▶处方：厚朴30g，当归20g，黄芪50g，党参30g，葛根10g，菟丝子50g，狗脊50g。

2016年7月下旬，浙江天气晴朗而暴热，为免天热伤气，得大补元气，固养胎元。因考虑到离预产期不远，虽说一直保持大便通畅，但产前不滞则产后不虚，此时得加大理气药。

▶处方：厚朴20g，枳壳20g，当归20g，黄芪50g，党参30g，葛根15g，菟丝子50g，狗脊50g。另加生晒参，每天20g，泡开水当茶喝以解渴。

2016年7月26日，因为天气暴热，在空调房里的气温和室外的温差很大，朱某见自汗如雨，人在室外觉得舒服，不时又觉得燥热心烦，而在空调房里则觉得恶寒。有一分恶寒就有一分外感，此是因为人在忽冷忽热的环境里受了风寒。《伤寒论》中的小柴胡汤，针对体虚伤寒的往来寒热，朱某虽没见往来寒热，但不时烦躁，不时恶寒，如此进退自是因受寒引起，切不能见自汗如雨就不敢散邪，但考虑到过汗伤气，胎元亦会有所损伤，于是嘱其用别直参20g，泡开水后，再冲服小柴胡颗粒2包。药后不到半小时汗止烦除，一切均安。因考虑暴热天气，家里应用空调，人处于一个时寒时热的环境中，易受外寒，得调补阴阳而和营卫。且白芍能柔肝和血，有利睡眠。

> ▶处方：厚朴20g，枳壳20g，当归20g，黄芪50g，党参30g，葛根15g，菟丝子50g，狗脊50g，炒白芍30g，桂枝15g。

2016年8月1日，咳嗽无痰，但见舌苔厚腻，脉象偏浊，此为湿邪内阻，津液不上承才见干咳，切不能因见天气暴热而用养阴。治疗应以运中化湿，宣肺排痰。

> ▶处方：麻黄3g，杏仁15g，鱼腥草30g，茯苓50g，干姜20g，厚朴20g，黄芩20g，半夏20g，黄芪50g，菟丝子50g，狗脊50g，川芎15g。另加鲜竹沥口服液，一次20ml，一天3次。

药后咳嗽顿止，诸证均瘥。天气干热又见干咳，最宜用养阴润肺药治疗。但诊病切不能被一两个症状所左右，而要证脉合参。如此时之干咳，用养阴润肺为治，反会使痰邪内闭不出，咳嗽反而加重。痰湿内阻，行血不畅，胎儿所需的营养物质就不能得到及时供给，对胎儿的健康会有影响。用宣肺运中疏调气机，气机一通畅，津液得以上承，则肺自能润而干咳自止。

2016年8月4日，咳嗽服药2剂就愈，但又见下肢有些许水肿，手按没有指印。见舌尖边偏红，苔厚腻。因天气过热，家里用空调太过，使人气化不利。考虑到产后婴儿的黄疸问题，拟运脾固肾、清利湿热。

▶处方：黄芪50g，厚朴20g，枳壳20g，茯苓50g，泽泻20g，菟丝子50g，狗脊50g，苏叶15g，益母草30g，垂盆草30g，金钱草30g，黄芩20g。

新生儿黄疸，大多见母亲素有湿热，所以在产前服些运脾化湿、清肝利胆的药，对预防新生儿黄疸很有意义。常听说的胎毒，大多是指孕妇素有湿热之毒，比如一些妇科炎症或孕期外感等情况，毒伏血分，导致宝宝出生后见湿热之毒。有人给新出生的宝宝吃黄连，谓之清胎毒，笔者觉得还不如直接在产前吃些清胎毒药。对于黄疸，笔者少用茵陈、栀子之类的药，一是这类药的口感实在太差，二是《伤寒杂病论》治疗的黄疸是热重于湿，而现实临床中所见到的大多是湿重于热，治疗的重点在于化湿，而不在于清热。如果是以湿为主的黄疸，套方治疗，起手就是大黄、栀子等寒凉药，反更伤阳气，湿阻更严重。所以对于以湿为主的黄疸，必定以运中化湿为上，而少用苦寒。

2013年8月13日，预产期当天宝宝出生，母子平安。

笔记10：孕期常见病

1.妊娠病的治疗原则

妊娠病的治疗，一切都是为了保证胎儿的健康长成、顺利出生，切不能见病治病，总要以固肾养精为核心基础，如离开此核心，治疗妊娠病难以取得效果。

针对妊娠的固肾养精药，以菟丝子为最好，可以称为安胎圣药。《药性论》曰："治男子女人虚冷，添精益髓，去腰疼膝冷，又主消渴热中。"《日华子本草》曰："补五劳七伤，治泄精，尿血，润心肺。"《本草汇言》曰："菟丝子，补肾养肝，温脾助胃之药也。但补而不峻，温而不燥，故入肾经，虚可以补，实可以利，寒可以温，热可以凉，湿可以燥，燥可以润。非若黄柏、知母，苦寒而不温，有泻肾经之气；非若肉桂、益智，辛热而不凉，有动肾经之燥；非若苁蓉、琐阳，甘咸而滞气，有生肾经之湿者比也。"《本草正义》曰："善滋阴液而又敷布阳和，流通百脉。"可见菟丝子不仅能补肾，且能固肾气。药性和缓，阴阳并补，不良反应少，久服无害。保胎固肾，见阳虚用菟丝子和补骨脂、巴戟天、杜仲、川续断、狗脊等药为伍，温而不燥；如见阴虚则用菟丝子和枸杞子、麦冬、杜仲、狗脊等药为伍，使润而不腻。孕妇身体有不适者，加用菟丝子以固养肾元，以使祛病而不伤正。

对于外感、食积等时疾，则要果断为治，切不能因为妊娠而犹豫不决，坐失良机，使邪去则胎安。如病邪不去，则母体元气不足，胎难保。

如见妊娠水肿、妊娠外伤等水湿或瘀血阻滞为患，治疗时亦一样得果断下药，可选择一些药性相对纯和之药，用药剂量加大。比如治疗水肿，可重用茯苓，对泽泻、猪苓的用量要适当减少，对于商陆、牵牛子等攻水猛药，则尽可能不用。对于外伤，则用丹参、香附等药，而不用青皮、莪术、三棱等药性较偏的药，务使邪去而正气不伤。此为妊娠病用药治疗之要义。

妊娠有早、中、晚的不同，治疗亦有所区别。

早期治疗，要考虑胎儿刚成形不久，用药得温和，切勿使用药性太偏的药，特别是破气破血药，如冰片、麝香、水蛭等，切不能用，消食药亦当谨慎。浙江嘉兴有一位名老中医，治疗输卵管不通常用大剂量水蛭，治疗后输卵管得通，但怀孕后稍不注意，又因水蛭的影响而流产。所以笔者治疗不孕症，考虑到患者的心情，很多患者是在治疗过程中不小心就怀上，此时患者的元气较弱，如果用药较偏，往往又被所服的中药导致流产。所以治疗早孕，总以补气养精为主，如有邪疾，稍稍疏导就可。

孕中期，胎儿已成形，但随着胎儿的身体长大，对孕妇腹腔的压迫亦加大，于是很多疾病随之而至。治疗之时，虽不必如早孕之时的小心翼翼，但补气固肾还是根本，针对妊娠期疾病，比如妊娠水肿、妊娠咳嗽、妊娠失眠等，治疗时可以适当加大用药量，但亦不能过量久服，以免伤及胎元，不利于胎儿出生后的健康。

孕晚期，胎儿对孕妇腹腔的压迫较严重，常出现消化系统的疾病，比如消化不良、大便不畅等情况，治疗以降气疏通为用。对于产前1个月的妊娠疾病，则要加大疏理气血的药（虽还是不能用破气破血的猛药，但对于药性和缓的中药可以适当加大量），使气血和畅，有利于生产和产后身体的康复。民间的经验是临产前1个月，孕妇得适当多活动。人动则生阳以运气血，气血和畅。治疗用药亦一样，一定要考虑到气血的和畅，胎前不滞，产后不虚，就是此理。

虽说调治上有早、中、晚的区别，但一个总的原则是使"元气充足，畅通不滞"为核心指导思想。很多中医师治疗妊娠病怕这怕那，泥于先人的一些见解，如用黄芩、白术来安胎，用苎麻根治疗先兆流产等，可见一斑。笔者治疗妊娠病，多以黄芪、党参、厚朴（有时亦会用陈皮、枳壳、香附等通气药，但因为江南为多湿之地，厚朴除了有良好的通气作用外，还有较好的燥湿之功，所以用厚朴的频率较高）、菟丝子、杜仲、狗脊、当归（一般情况下当归等活血药的用量不大，用十余克以疏通气血而已，使整个药方能流通不滞）等药为核心用药，以使肾气得固，元气得补。见有热则加白茅根、黄芩等药以清之；见寒则酌加巴戟天、肉苁蓉、补骨脂等药以温之；见大便不通，加枳壳、肉苁蓉、杏仁等药以润通之（治疗妊娠大便不通，有时笔者亦会用大黄通之，但大黄的用量不大，一般用两三克，并且和其他药一起久煎，以取其降气而已）；见水湿，加茯苓、泽泻以渗之；见咳逆，加杏仁、前胡等药以降之。但核心用药大多不变，就是时时以固养胎元为要。

笔者一直从事临床一线工作，见过很多处方，大多用药偏于寒凉，黄芩、苎麻根、大蓟、小蓟、麦冬等寒凉药的应用频率很高，温补方面，杜仲为最（因为书上讲到杜仲可以保胎，于是都泥于书面知识，少有人敢突破前人之语，更不敢去临床上自行应用，所以杜仲的应用频率很高），而巴戟天、淫羊藿等则用得不多，干姜、附子、肉桂等热药更是用得少之又少。这和中医理论所说的"胎儿为纯阳之体"有关。胎儿的确是纯阳之体，但现实中孕妇的身体则以阳虚有湿为多见（和现在社会的生活方式、治疗方式有关，如冷饮、空调、熬夜、水果等，以及输液、抗生素的乱用，女性的流产失养等，都会造成易伤阳而生湿）。如果孕妇的阳气得不到扶补，湿浊之邪得不到运化，则必定会使孕妇身体的气血不畅，胎儿得不到有效的气血补养，谈什么保胎，也是空话。

妊娠疾病的针灸治疗，目前很少医生会去应用。这很可惜。

针灸的治疗，只要应用得当，效果很理想。如怀孕后期，胎儿压迫腹腔引起的消化不良、大便不通等问题，笔者取足三里按摩，按摩时间可长些，用力轻些，配合中药的治疗，效果很理想。如有胎热上扰的失眠，可按摩内关、神门、足三里等穴。但是对于四肢端的穴位，则要尽可能避免，如鱼际、合谷、至阴、行间、三阴交等穴位。对于早孕，切不能进针，亦不能按摩。对于血海等对子宫有直接刺激作用的穴位，亦不能应用。对子宫有直接刺激作用的穴位，一般是针对产后恶露难下应用为主，视瘀阻的严重性和元气的强弱采用相对应的刺激强度。

2.妊娠便秘

妊娠便秘一直困扰着很多人，随着胎儿越大，便秘越严重。此为怀孕后气机扰乱，造成肠胃失和，腑气不通。治疗的大原则在于通降气机，但因腑气不通的原因很多，有气虚、血虚、阴虚、阳虚、痰阻、气滞、寒凝、热结等，时常还有多种病因相互裹结为患，又要考虑腑气的通畅，还要考虑胎元，颇为棘手。

[案1] 金华某女，27岁，素体阳虚，2010年春夏之交，早孕3个半月时外感，咳嗽严重，到医院治疗1周，外感咳嗽好转，但见大便不畅。此为外感使肺气失宣，肺和大肠互为表里，肺气不利则大肠亦为之不畅。虽说经治疗，外感已好，但因输液的问题，要考虑湿邪闭阻，影响气机的和畅。见其舌胖淡，苔水样滑，脉象浊滞。拟和中化湿、宣利肺气。

> ▶处方：黄芪30g，党参20g，厚朴20g，枳壳20g，麻黄3g，杏仁15g，茯苓50g，黄芩20g，干姜20g，鱼腥草30g，姜半夏15g，菟丝子50g。

此时一定要考虑到外感的余邪未净，治疗如用通下则气机更为下陷，阳气更伤；如用补益，则余邪内闭，不能外散，反会使病情反复，所以加用清利宣肺之药，以祛散余邪。

服药3剂，身体感觉已无不适，外感痊愈。但怀孕之人，身体的能量消耗比平常要大，虽说病已去，但还得调补，以巩固治疗。见原本滑腻舌苔已退，以固肾调补为主。

> ▶处方：生黄芪50g，党参30g，厚朴20g，枳壳20g，杏仁15g，黄芩15g，干姜15g，菟丝子50g，巴戟天30g，狗脊30g，苍术20g，当归10g。

2010年8月，患者来电话，说是便秘很严重，早在孕2个月时就便秘，后来不时用开塞露通便，并且髋关节疼痛不已，行动不便，医院要求提前剖宫产。因考虑离预产期还有近2个月的时间，不得已来电话询问治疗方法。次日见到患者时见其面色偏暗，脉象沉涩。这是因为患者本来阳虚有滞，以疏通气血为要。

> ▶处方：菟丝子50g，狗脊50g，威灵仙15g，当归30g，黄芪50g，党参30g，葛根15g，厚朴20g，枳壳20g，干姜20g，巴戟天30g，生大黄3g。

嘱患者平时按揉足三里。

治疗便秘之要，切不能过于通降，而要使气机有升有降才能调整肠胃。方中用葛根在于升清；仅用3g大黄，在于降气。再加足三里疏通阳明之气，所以患者药后大便得以通畅，使胎儿足月而产。

[案2] 杨某，女，25岁，温州人，素来便秘，孕后便秘更加严重，孕6个月余，见大便干结难下，不用番泻叶通便，则五六天都无便意，腹胀难受。2009年秋，经人介绍到金华来治疗。时见杨某形体偏瘦，舌红有芒刺，脉滑数无力，两尺尤甚。此为肾精亏虚，阴血不足，肾司二便，治疗当以固精润养。

▶处方：菟丝子30g，肉苁蓉30g，杏仁10g，桃仁10g，当归20g，党参30g，知母15g，枳壳20g，大黄3g，麦冬30g，厚朴20g，姜半夏15g，柴胡5g，升麻5g，火麻仁30g。

[案3] 绍兴虞某，女，39岁，离异后再婚。孕期和孩子闹别扭，见心烦失眠，胁胀痛，胸闷胀气，大便不通。此为肝郁不疏，脾不能运，治疗当以疏肝运脾为上。曾治以逍遥丸加减，心烦胁胀等症有所好转，但便秘越加严重。2008年冬天经人介绍到金华来治疗。见虞某不时太息，问其所苦，知腰酸膝软，胸闷口苦，夜中口干。此为脾肾两虚，中焦不运。

肝气郁滞则脾失健运，脾胃为后天之本，脾虚则气血无以生化，肾气由是而见亏虚。胸闷太息，是因虚而胸中无气可用，当大补元气以促进气机的升发，腑气才能通降，见虞某脉弱、舌淡可为佐症。前医治疗之初用逍遥丸加味是可以的，但一定要考虑肝气郁滞后所引发的脾肾两虚。治郁之轻可以疏通，如果元气亏虚，无力升发郁滞，则必要大补元气为治，使元气充足而阳气得升。清阳得升，则浊滞可泄，此不治便秘而便秘自愈。

> ▶处方：生黄芪100g，厚朴30g，当归20g，菟丝子30g，覆盆子30g，肉苁蓉30g，葛根15g。

患者原来是有便意但就是排不出来，药后一剂就觉得排便有力，大便顺畅不滞。

治疗便秘，切忌通腑太过。五脏主藏精，六腑主通降，五脏之虚会引起六腑之滞，五脏之邪亦为引起六腑之滞。治疗腑病，必得考虑到五脏的虚实问题。孕妇便秘，因有胎儿在体内，更要时时顾护胎元，使通便而不伤胎元。

3.妊娠恶阻

恶阻，指的是早孕时的呕吐。

胎儿是纯阳之性。胃为阳明，多气多血，胎气上扰则胃的通降功能下降，于是出现呕吐。但并不是说所有孕妇都会呕吐，而是在怀孕前脾胃失于健运有湿的人才见呕吐。从妊娠呕吐的患者舌脉上来看，舌苔厚腻、脉象浊滞的中焦不运，痰湿阻滞者占十之八九，可见治疗恶阻在于和胃化湿、通腑降逆为主，但总要以固肾养精为根本，因胎根于肾气，肾气亏虚，气化不利，脾虚失运，才是生湿之本。

[案1] 方某，女，35岁，金华人，某医院医务工作者。2014年夏，早孕3个月，严重呕吐，有时稍食则吐，胃脘有烧灼感，反酸，口苦，大便不畅，溏结不一。脉沉弱无力而偏数，舌淡暗，瘀斑严重。此为素有瘀

血阻滞化热，胎儿纯阳之体，两热相加，为之气机上逆。口苦、反酸、胃脘烧灼等是肝气郁滞化火为患。治疗当清利疏通，使郁滞之肝气疏散则胆汁得利，胃才能通降。

> ▶处方：柴胡15g，黄芩20g，厚朴20g，枳壳20g，焦三仙各5g，党参20g，菟丝子50g，覆盆子30g，益母草15g，当归15g，狗脊50g，姜半夏20g。

另外配合鲜竹沥口服液，一次20ml，一天3次，混入中药汁一起服用。

针灸配合，取足三里、内关、阳陵泉、太冲。足三里平补平泄，其他穴位进针有气感后留针。

针药结合治疗，当天就不呕吐了，只是饭后时会有呕恶感。治疗半个月，诸症均瘥。

2014年秋天，因天气变化而受寒外感，见咽痒咳嗽，无痰干咳，不时口渴。方某找到一位中医妇科医师治疗，用麦冬、沙参、百合诸药，咳嗽更加严重，且咳则呕吐不已，觉得下腹有股气上冲。持药方去多处询问，都不知道应该怎么治疗。不日笔者回到金华，方某持药方来见。

时见方某干咳无痰，口渴，季节为秋天，的确像是阴虚。方某素有瘀血闭阻，虽呕吐已好，但秋天大气肃降，天气转凉，血遇寒则凝，加上外感受寒，瘀血阻滞。气为血帅，血为气母，气不顺则血滞，血不运则气滞，这是常理。方某之瘀滞，气机失畅，脾胃自难运化，所以清阳不升，津液不能上承而见干咳口干。治疗因气滞引起的血瘀当理气以活血，因瘀血引起的气滞则应通血以运气。方某舌暗苔腻，自是痰瘀为患。

> ▶处方：红花15g，桃仁15g，当归15g，杏仁15g，桑叶30g，厚朴20g，枳壳20g，姜半夏20g，茯苓30g，党参20g，菟丝子50g，狗脊50g。

药后数天，咳嗽、呕吐均愈。

2014年冬天，因忽然大降温，方某又见呕吐不止。此时方某已孕8个多月，养胎之要，重在疏通气血。

冬天大寒，万物闭藏，素有痰瘀之人，冬天用药应温化。秋天之药方，因考虑天燥外感，所以重用桑叶清轻之品以清宣肺气。然此时冬天大寒，再用桑叶自不能效，遂嘱方某用秋天之药方，去桑叶，加干姜30g。用药一剂，呕吐顿止。

效与不效，一味药之差。

［案2］于某，女，29岁，江西人。因婚前数次流产，以致婚后难孕，于杭州、上海等地久治才怀孕。2015年江南气温普遍偏低，夏天大热天气亦不多。于某怀孕2个月余就见呕吐不止，腰酸痛，精神疲乏，不得已卧床养体，但依然呕吐不减。人亦日渐消瘦，家人觉得此胎难保。经老乡介绍，于某到横店来治疗。

时见于某形体消瘦，有气没力。舌淡胖，苔滑腻。脉沉细弱而偏涩。此为元气大亏，得大剂补益为治。但因见湿邪严重，要先以运脾化湿为主，等湿去大半，才能用重剂补益药来养胎。

> ▶处方一：厚朴30g，姜半夏20g，苍术30g，茯苓50g，苏梗30g，黄芪50g，党参30g，菟丝子50g，狗脊50g，杜仲30g，当归15g，黄芩15g。15剂。

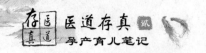

▶处方二：厚朴20g，姜半夏20g，苍术20g，苏梗20g，黄芪50g，党参30g，干姜20g，黄芩20g，菟丝子50g，紫河车15g，狗脊50g，当归15g。15剂。

嘱于某按上述两方服用后，有空再来横店复诊。于某药后感觉很好，但因为服药后的身体情况会有变化，电话里很多问题根本说不清楚，亦不能把脉，实在很难对疾病有较全面的掌握，于某亦没再来复诊。2016年春天，听说于某早产，而她自己亦产后身体大虚，住院1个多月。

此患因数次流产，肾气大虚，肾虚则无力气化而生痰湿，无力升发而脾不能健运，所以呕吐不止。可见治疗妊娠呕吐不能仅仅局限在胃，还要考虑胃不能通降的原因。如泥于疏气通腑，有时会治成坏症。

4.妊娠咳嗽

咳嗽总因肺气不利。肺为娇脏，不耐寒热；清虚之体，不能容物。受寒受热，或稍有异物则咳不止。所以先贤说五脏六腑都会令人咳。因为引起咳嗽的原因很多，所以咳嗽很难诊断，教科书上虽说干咳为燥，咳痰不湿，但也有见痰湿内阻而干咳者。孕妇之咳，又有胎阳上扰之患，治疗之要，当以顺气为上。

[案1] 杭州肖某，女，33岁。怀孕咳嗽已有三四个月，夜里心烦不眠，虽已怀孕近7个月，但医院检查胎儿偏小，此为久咳气虚，胎儿营养不良。2016年上半年，偶遇肖某。见肖某体瘦面暗，舌尖边红，舌苔白腻，脉弦数滑。肖某谓之平时咳嗽都是干咳，天气稍有变化则咳嗽加重，阵咳之后，有时会有一两粒像果冻样的黏痰咳出。前医认为是燥痰，所用之药，多为瓜蒌、贝母、沙参、麦冬之属。细问之，肖某告知乃正月阴雨

天受寒感冒，发热数日，自此开始咳嗽。痰黏滞难咳，平时又见口渴，误诊为燥咳很正常。但实则此为湿痰，治疗当温化。

发热必伤阳，2016年上半年的浙江持续阴雨，阳虚之人加上阴湿天气，必定会使肺气不宣而痰久闭于肺，于是出现黏滞难咳之痰。舌尖边红、脉数，这是痰阻化热的表现，治疗得宣通肺气，使闭阻肺中之痰外排，这才是真正的治标之道。拟运脾固肾、宣肺排痰。

> ▶处方：芦根50g，鱼腥草30g，桔梗10g，麻黄5g，杏仁15g，桃仁15g，苍术30g，党参20g，姜半夏20g，厚朴30g，茯苓30g，菟丝子50g。5剂。

药后咳嗽频率大减，只是早上起来时一阵咳嗽，咳嗽时能咳出数块胶黏之痰。5剂药吃完，已几乎不咳嗽，早上起来咳两声，痰很顺利就能咳出来，夜里睡眠亦安。复诊时见肖某舌红已退，脉象缓和，但脉偏弱。这是久咳气虚，病邪又去，当大补气血以固胎元。

> ▶处方：黄芪50g，党参30g，苍术30g，厚朴30g，姜半夏15g，茯苓30g，菟丝子50g，狗脊50g，覆盆子30g，补骨脂30g，芦根50g，当归15g。

另配合复方鲜竹沥口服液，一次15ml，一天3次，和中药配合服用。

[案2] 史某，女，22岁，东阳人。怀孕4个月，一直咳嗽不已，夜里心烦失眠。尿黄赤，腰酸膝软，在东阳久治不愈。2014年夏天来横店诊治。时见史某面淡颧红，干咳不已，时而阵咳见大汗出。舌绛红、舌面芒刺，苔薄，脉弦滑数。此为肝火扰肺，治疗得清心平肝，所以前医的清润

养肺不效。拟清肝肃肺、固肾养精。

> ▶处方：桑叶30g，杏仁15g，黄芩30g，柴胡10g，党参20g，菟丝子50g，炒白芍30g，郁金20g，狗脊30g，覆盆子30g，枳壳15g，生栀子10g。

　　火邪为患，轻则疏散，重则寒折中加以疏散，切勿润养。如用润药，则火邪更结，病更不得愈。虽说火邪易伤津，但此患有伤津之象，却并不严重，反而是气虚不固更明显。因大火食气，加上久咳伤气，所以当用固肾补气以治本，针对火邪，用黄芩、栀子折火势，再用柴胡、桑叶疏散之，所以药后咳嗽顿止。但久咳之人，如不再调补元气，则胎儿失养，常会造成孩子先天不足，所以再拟补养之药方巩固治疗。

> ▶处方：党参30g，枳壳15g，炒白芍20g，当归15g，白茅根30g，桑叶30g，柴胡10g，菟丝子50g，狗脊30g，补骨脂20g，沙参30g。

　　因火邪已去，所以不再用黄芩、栀子之苦寒，以免伤阳，有损中焦健运；但患者原来之咳总因火邪为患，调养身体之时，还得考虑到余邪未清，所以加甘凉之白茅根以去火。肺为贮痰之器，虽因火邪致咳，津液有伤，但亦不应用滋腻药来养阴，而是以润而不腻之药为上选。

　　[案3] 张某，女，27岁，东阳南马人，亦怀孕咳嗽。症状和上面史某案差不多，见干咳失眠。有人就把笔者给史某开的药方让张某服用。张某服用史某一诊处方时，咳稍好转，但停药又依然，如此数次，咳嗽反加剧。

于是张某来横店诊治。问清了张某的症状，除了咳嗽时有黄痰黏稠外，其他症状都一样。原来张某的咳嗽是痰火为患。史某之咳嗽虽有火，但无痰。张某之咳嗽，是因痰阻化火，痰火闭阻于肺才咳嗽不已。因火是痰所化，只治火而不治痰，病自然不能得愈，只要把痰治好，痰去则火亦去。因为数服寒凉药，阳气受损，痰为阴物，阳气一损，则痰湿更重，所以服药后反而咳嗽加剧。

> ▶处方：芦根50g，浙贝母20g，全瓜蒌30g，桔梗10g，鱼腥草30g，黄芩20g，白茅根50g，党参20g，菟丝子50g，狗脊50g，当归15g，厚朴20g。另加鲜竹沥口服液，一次20ml，一天3次，和中药配合服用。

患者服药2剂，咳嗽频率锐减。治疗1周，复诊时已只是不时一两声的咳嗽。因考虑化痰太过易损胎元，治疗转向固养元气为主。

> ▶处方：芦根30g，浙贝母10g，全瓜蒌15g，鱼腥草15g，覆盆子30g，菟丝子50g，狗脊50g，党参30g，当归15g，厚朴20g。

5.妊娠失眠

失眠，总不外阳不入阴，治疗自当引阳入阴。

引起阳不入阴的原因有阴或阳偏亢、偏虚，使阴阳不平衡；或气血不畅，阴阳相通的道路不畅，如气滞、瘀血、痰阻等。

不论阴阳偏亢偏虚，都有气血不畅的表现，所以治疗失眠，一定要考虑气机和畅的问题。时下见治疗失眠，一片混乱，大多以金石镇肝（如龙骨、牡蛎、磁石、珍珠母等金石重镇药）加酸收润养（如五味子、百合、酸枣仁等）为主要思路。亦有些民间医生见古医书中记载半夏安神，则方方不离半夏；见归脾汤可以治疗失眠，则总是用归脾汤治疗。

《黄帝内经》说烦劳则阳气会张亢，用重镇收敛是镇上亢之阳，收涣散之气，然五脏功能正常运转的问题未能顾及。常见很多失眠患者，因过服重镇收敛药，失眠未愈，反见脾胃不运，这就是用药过偏而伤脾胃之故。分析恩师陶广正教授治疗失眠的病案可发现，陶师亦用重镇收敛，但常于重镇收敛之中加一两味升发药，如柴胡、升麻、葛根、荷梗等，务使气机不至于下陷而有损中焦之气。

怀孕失眠，原理亦一样，总的问题还是阴不入阳，不过还是要区别是胎元有热，或是肾气亏虚之人的虚阳上浮，或胎儿渐大使腹腔气血不畅使然，切不能过用重镇收敛。

[案1] 鲍某，女，30岁，2015年春，怀孕近3个月，咳嗽不已，心烦失眠（时有彻夜不眠），不时腰酸。舌尖红，有芒刺，舌中、根苔厚腻。脉弦滑偏弱而数。此为下元肾气亏虚，胎元上扰为患，治疗得清肺肃气，以使上浮之阳下潜；健运中焦，使气机升降得畅；固养下元以纳阳入阴。

> ▶处方：桑叶30g，白茅根50g，芦根50g，桑白皮15g，黄芩20g，党参30g，厚朴20g，菟丝子50g，补骨脂20g，狗脊30g，巴戟天15g，益母草20g。

药后诸症均安。

[案2] 刘某，湖南人，女，26岁。2012年，因丈夫在杭州工作，怀孕5个月后来杭州。坐长途火车，旅途劳累，见失眠、心不烦，人很困了

就是睡不着。整天精神萎靡，胃口不开，大便不畅。舌淡红，苔稍腻，脉象偏沉。此为气血两虚，治疗得补益气血。

> ▶处方：枸杞子30g，当归20g，炒白芍20g，党参30g，酸枣仁30g，枳壳20g，姜半夏15g，菟丝子30g，覆盆子30g，补骨脂20g，黄芩30g，干姜15g。

刘某药后十来天效果不显，来电话询问，嘱刘某原方再服10天。10天后，效果还是不明显，但胃口和大便情况有所好转，精神也觉得好了，入睡还是较困难。刘某又按原方再服十来剂。终于可以安然入睡。

失眠最伤人元气，睡眠是人生的大事，如果睡眠不好，人的精神亦为之困顿，身体各方面的功能都会下降。气血亏虚之人，心失血养，治疗最难，因为补养气血非一日见功，必有一个较长的过程。在补养气血的过程中，患者因为环境、起居、情绪等因素都会直接影响治疗效果。

[案3] 付某，东阳人，36岁，因家里经济条件好，怀孕后无所事事，于是平时会打麻将解闷。但不到2个月，付某不到下半夜两点，根本就无法入睡，白天精神不振，脾气急躁。胃脘痞胀不舒，大便黏滞不爽，白带量多有臭味。舌淡，但舌面有数粒火红的芒刺，脉滑数而浊。此为久坐伤脾，脾虚不运而生湿，胎性纯阳，湿邪化热，上扰心神，于是见心烦不眠。治疗得固肾运中，清化热痰。

> ▶处方：茯苓50g，厚朴30g，姜半夏20g，党参20g，黄芩30g，丹参15g，苍术30g，泽泻10g，苏叶15g，菟丝子50g，狗脊50g，巴戟天15g。

又嘱付某有空多活动身体，以和畅血脉。因胎儿在母体之内，全赖母亲的气血为养，如果母亲气虚不足，则胎儿气血亦亏虚；如果母亲气血不畅，则胎儿无血可养亦不健康。很多人一听说怀孕，用药上畏活血化瘀药如老虎，却不知气血和畅，胎儿才有气血可养，才能健康成长。所以笔者治疗一切妊娠病，都会考虑到气血的通畅问题。哪怕是先兆流产的出血，等出血控制后，亦一样会加用活血化瘀药以畅和气血，以使胎儿有血可养。

[案4] 施某，兰溪人，27岁。2013年7月，怀孕5个月时因天气暴热食冷饮，腹泻两天。腹泻后见人疲无力，心烦失眠。就医，治以大剂百合、麦冬、生地黄等养阴药，药后心更烦，见口干欲饮。因天气燥热，又见患者口干欲饮，医生再加大养阴药治之，谓之腹泻伤津，必要重剂养阴才能起效。没想到药后施某烦躁不安，彻夜不眠，口干如裂。医生无计可施，施某转求他医数人，不见寸功。后来至笔者处治疗，见施某形体偏胖，面色淡暗，口唇干裂。舌淡胖、舌边齿痕，水样滑腻苔，脉弦数有力。此为阳虚湿阻，虚火上越之重症。

夏天暴热，阳气外浮，内阴重，加上腹泻伤阳，于是水湿不化而生内湿。虽见天气干热，但患者体内则阴寒有湿。口干是津不上承，养阴反更伤中阳，水湿之邪反而更重，治疗得温阳利水，水湿去则阳气得潜。

▶处方：茯苓100g，泽泻30g，厚朴30g，桂枝20g，炮附子20g，干姜20g，姜半夏30g，党参30g，菟丝子50g，炒白芍20g，川芎15g，龙骨30g，牡蛎30g。1剂。

施某用药1剂则见口干大减，脉象亦见缓和，可以入睡。因用药过于通利，渗湿太过，反更伤胎元，渗利药当减量。

> ▶处方：茯苓50g，泽泻15g，厚朴20g，桂枝10g，炮附子10g，干姜10g，姜半夏20g，党参30g，菟丝子50g，炒白芍20g，川芎15g。

失眠之人，肝阳上亢不多见，虽有热象，但更多是痰湿、瘀血等化热为患，治以平肝重镇，虽能取一时之效，但病邪没去，过些时间失眠依然。如因瘀滞化热而热邪上扰，仅治以镇肝清热，反更伤脾胃，此是目前治疗失眠之大误。过用半夏之燥剂，精血耗损而失养，失眠更严重。此案患者见水湿逼阳上越，重用渗利之剂，再伍以金石重镇为治，但此剂切不能久服。虽是治水，还要以党参、菟丝子、白芍等润养之。

治疗重症，用药必须果断，病邪不去，胎儿不保。

6.妊娠水肿

水肿是因为体内的水分不能及时有效代谢，留滞体内，充斥于全身的组织器官，严重影响患者身体。妊娠水肿，指的是在怀孕期间出现的水肿疾病。水肿，必要及时把体内多余的水分排出体外。水为阴物，得阳始化，所以要把体内多余的水分排出体外，而排水则全靠阳气。

肾主气化，为一身阳气之根，要治水肿，温补肾阳是根本。虽说尿从膀胱出，但膀胱的功能亦赖肾气，所以治疗水肿总离不开肾气。

脾主运化，脾的升清和胃的通降形成身体气机升降的枢纽，如果脾不能升清，则胃不能通降（很多人治疗胃病，只会用破气消导药治胃而不知治脾，病终不能愈，这是医之误）。脾胃健运，阳气才能上升，使肺有气可用而肺气得宣，心有气可用才能运血，气血和畅，水湿才能通流不滞，才能及时排出体外。所以治疗水肿，一定要考虑到脾的健运。但脾之运化功能，物质基础仍是肾气，如果肾气亏虚，则脾无阳可运，于是胃亦难运化。常见有些患者饮水入胃不化，水湿留于肠胃间（《伤寒杂病论》里称为痰饮病，创了一些消水的处方，但这些处方大多是治标攻水之剂，患者久治不愈，最后转于温补肾阳，则水湿尽化），治疗的重点亦在于肾气。

肺主宣肃，通调水道。所谓的通调水道，很多人只局限于开宣肺气以利水湿。说到肺的通调水道，自是和肺气的宣肃离不开，但肺气宣则气机向上向外宣发，于是毛孔开泄，水从汗解，如夏天大热，大汗直流；如风寒闭表，寒邪闭于体表，肺气不宣，见水湿难化（古人把风寒闭表的表证，称为太阳病。所谓太阳指的是太阳膀胱，因为膀胱主排尿，很多受寒的人见尿少、身体疼痛，于是就说成是什么太阳寒水。寒就是寒，水就是水。人受寒了，水湿内闭于体表，体内的阳气难以外达，才见恶寒、无汗、体痛，病位在肺，主要原因还是肺气不宣），用麻黄汤宣肺散寒，于是毛孔开泄，汗出后体内的阳气可以达于体表，从而使水湿得去，寒邪得散，这都是宣利肺气以使水湿从毛孔外排的治法。如果见天气严寒，大气肃杀，人就会见尿多。因为天气严寒，肺气不宣，毛孔就闭，在人没有受寒邪的前提下，通过气化后的水湿，就从尿排。如"三仁汤"中用杏仁肃肺，就是为了使气机下降，有利于湿从尿排（《方剂学》教材上说杏仁宣肺。但其实宣肺是用麻黄，肃肺才用杏仁）。常说天热寒多，天寒尿多，总不外是因为肺的宣肃问题，这才是真正意义上肺的通调水道。

所以中医治疗水肿，总是从肾、脾、肺三脏进行疏通。

但肝为阳气的门户，一身阳气的萌发点，如果肝气郁滞则一身气机不利，所以说肝主疏泄，疏通一身之气机，气滞则血滞，血滞则水滞；心主运血，血水同源，血滞则水不行。所以治疗水肿，一定要让气机通畅，如果气机不通畅而治水肿，难。如肝硬化腹水就是因瘀（血不利）而致水肿，五苓散治疗水肿，亦是因瘀而成（因寒邪凝滞，受寒后的水肿病，所以用桂枝温通血脉）。

妊娠水肿，在没有受寒等情况下，多在怀孕五六个月以后才见严重。亦因胎儿长大后压迫孕妇的腹腔，使腹腔的气机不畅通才引起水肿。常见很多妊娠水肿病，纯用温阳气化治疗，效果不显，在温阳气化的基础上加厚朴、枳壳、当归等药，药效就立竿见影。

[案] 横店李某，女，23岁，素来脾虚胃寒，稍多食则胃痞胀不舒，不时口臭。2013年夏天，怀孕3个月，因吹空调冷风受寒后见下肢水肿。听长辈说很多人怀孕后都会脚肿，于是不以为意。等到怀孕5个月时，医院检查，胎儿偏小，李某下肢水肿亦很严重。医院里配了些中成药治疗，效果不理想。于是去中医科，中医治疗后下肢水肿有所好转，但仍神疲无力。因为2013年浙江持续高温，人本来就容易没力气，于是李某也不当一回事，只是觉得胎儿偏小，心里着急。2013年9月，李某来横店诊治，见其面色淡暗，精神疲惫，下肢严重水肿。看以前一大堆药方，大多是渗利药。

要知利尿必伤阳，虽说这些处方中亦有些许温阳药，但不外是稍许放点，并且还有很多黄芩、麦冬之类寒凉之属。看来"黄芩和白术为安胎圣药"实在为害不浅，不知变通之人，总是泥于前人之名言，套药论治。病家亦因为天气大旱大热，通过手机网络查寻所用的中药为清凉养阴，亦觉得对症，但水肿不消，胎儿不长，就是百思不得其解。

见李某舌胖淡，水样滑腻苔。脉沉弱无力而偏涩。此为气阳大虚，无力气化，医者泥于胎为纯阳之性，孕妇多热，用药过于寒凉渗利，水湿之邪怎么能化得开呢。拟温肾运脾，调和气血。

▶处方：生黄芪80g，厚朴30g，茯苓50g，干姜20g，巴戟天30g，菟丝子50g，狗脊30g，覆盆子30g，麻黄3g，当归20g。

现在的患者，有心于医药者，都会通过网络查寻每一味中药的作用。李某见处方中一路温化补益，于是执药方去问别人。有医说此方会害人，于是李某不敢服用。2013年10月中旬，李某又来诊，见李全身水肿，连走路都没力气，很意外，于是问李某为何会变成这样子。李某告知，上次的处方没服用，又去找了另一个中医治疗。看那个药方所用之药，还是在清凉养阴之中稍加些许渗利之药。笔者对李某说，如果再不果断下药，把体内多余的水湿化开，到时真的胎儿难保。因为胎儿在母亲的体内，一切能量都是通过母体提供，如果母亲的气血不足，胎儿的元气就会亏虚，如果母亲体内水湿太重，则血脉必不利，能量不能有效地供给胎儿，胎儿怎么能健康呢，所以要及时快速地补养元气，把体内多余的水湿快速排出体外。拟补气温阳，运中化湿。

▶处方：生黄芪100g，干姜20g，炮附子30g，桂枝20g，巴戟天30g，菟丝子50g，狗脊30g，麻黄5g，泽泻30g，当归20g，厚朴30g，茯苓100g。3剂。

因药下得猛，嘱患者不能多服，3剂后一定要来复诊。事已至此，李某亦愿试试看。没想到服药3剂，水肿消近1/3。水湿大去，人的精神大见好转。先贤说大积大聚去大半而止，但李某之治，必然要考虑到胎儿的元气问题，切不能再以此重剂攻水，要不必损胎元。

▶处方：生黄芪100g，干姜20g，炮附子30g，桂枝20g，巴戟天30g，菟丝子50g，狗脊30g，麻黄5g，泽泻15g，当归20g，厚朴30g，茯苓50g。

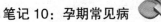

此方服用一周，水肿已消大半。余留之水湿，切不能再如此之治，得以固养肾元，徐徐而图之。拟：固肾养精，调气和血。

▶处方：生黄芪50g，党参30g，厚朴20g，茯苓30g，干姜20g，巴戟天30g，菟丝子50g，补骨脂20g，当归15g，麻黄3g，枸杞子20g，泽泻15g。

治疗月余，医院检查胎儿发育迅速，虽说比正常的胎儿要偏小些，但比之原来已是天差地别。再拟补气固肾为巩固治疗，以固胎元。

第三讲　产后护理

 笔记11：产后病的治疗原则

产后病，自《伤寒杂病论》中就有"妇人产后病脉证并治"独立篇章进行论述。指出产妇三病，痉、郁冒、大便难。后世医家在此基础上进行长期的探索，渐渐梳理成常见病和三冲、三急、三病等危重症的辨证论治，如《张氏医通》曰："产后诸病，唯呕吐、盗汗、泄泻为急，三者并见必危。"《中医妇科学》对产后病整理出了产后血晕、产后痉症、产后腹痛、产后恶露不下、产后恶露不绝、产后发热、产后头痛、产后身痛、产后大便难、产后自汗、产后盗汗、产后缺乳等。其中产后血晕、痉症、发热是产后的危重症。

产后病，有一定的规律性，虚见气血两亏，实则是瘀血内阻。

虚的方面，由于分娩用力，汗出过多，气随津脱；或出血过多，气随血脱，都会引起气血亏虚。没有一个产妇的元气是充实的，这是产后病的一个特点。所以治疗产后病一定要补气养血，这是根本。有人提出产后不能用黄芪、党参等药，以免产后气滞，影响大便通畅。要知有形之血不能速生，无形之气自当速固。气能摄血，亦能生血。产后补气自是常理，用黄芪、党参等补气药会引起气滞，这是因为很多人不懂药性，不知药有个性之长，方有合群之妙，病家自行去买来补药单独服用，未必尽都符合医理，有时自会引起气滞。在用补药之时，同时加用疏理气血的药，自然可补而不滞。笔者治疗产后病，黄芪、党参等补气药是常用之品，但同时还会配伍大剂厚朴、枳壳等宽中理气的中药，虽是补，但从未见过气滞和大便不通的情况。

另外，产后虽说津血亏虚，但滋腻的补血药，比如熟地黄、枸杞子等还是少用为上。气血亏虚之人，脾胃的运化功能多不好，于是自古就对"大便难"很重视。大便难很重要的一个原因自然是因为津血大亏，肠道失润而不通，但现在时代不同了，产妇大多在医院生孩子，产后要抗感染，都会输液治疗。输液技术可以使人的体液在短时间内得到快速补充，这种急救津液的方式，的确解决了津血大亏的一大难题。从临床治疗上来看，产后患者舌干红的津亏不多，反而是舌淡苔腻的湿阻症津亏多见。分娩过程元气大亏，气化不利，在短时间内快速输入水分到身体里，要快速运化（代谢）不太现实，所以反而会见湿阻。所以笔者对于产后津血亏虚多不用麦冬、熟地黄、枸杞子等滋腻药，而是以党参、菟丝子等润而不腻的药为主。并且针对输液引起的湿阻问题，还要用厚朴、苍术等燥湿运中之药以促进运化。

燥湿运中的中药，在现在产科的应用很有意义。有人觉得产后津血亏虚，不能用燥药，以免更伤津。但输液技术的急补津液，如果和厚朴、苍术等燥湿运中的中药相结合，反而能使津液得以更好地运化，有利于吸收，对养津反而有益。中西医结合的问题，不是单纯某个西药和某味中药机械地结合应用，而要采用衷中参西的思路进行，用中医的眼光来看西药，自然能明白个中要义。如养阴名方"麦门冬汤"就用了燥性的半夏于麦冬等养阴药中，反使养阴药更利于吸收。而笔者则是用运中燥药和输液结合，不外是输液的给药途径不一样罢了。

出血必会留瘀，不论是顺产还是剖宫产都会有瘀血内阻。并且因为分娩后元气亏虚，百节空虚，抵抗力很弱，极易感受六淫外邪。外邪入体，和败血恶露相结合，从而变症百出。

外邪的问题很麻烦，特别是产后的前三五天。如果生产过程中没有受寒等因素，恶露大多能顺利外排，但产子的环境不一定，稍有不慎，就会使恶露内闭。所以一般情况下，用于排恶露的活血化瘀药不能用红花、桃仁、莪术等药性猛烈的药，而是选择益母草、当归等药性相对纯和的药为好。因为生孩子时产道必定会有损伤（剖宫产一样损伤），如果用药性猛的活血化瘀药，最易引起出血。因为气为血帅，产后患者气血两虚，气虚则不能摄血，过用活血反使血出不止，对人体更进一步损伤。当然，如果恶露败血不下，最易产生危症，此时保命为上，大黄等逐瘀药亦得应用，使败血去而命得保。

排恶露，还要考虑痰湿气滞等问题。气血充足，脉管充盈，血载气，气运血，气血自能流通不滞。但气血一虚，则脉管不充，于是血瘀气滞。血水同源，血滞则水亦难化，于是痰湿内生。所以化瘀血虽用纯和的益母草、当归等药，但与厚朴、枳壳、苍术等药相伍，对气滞、湿阻和瘀血等进行分消，排恶露的效果很好。所以，千万不能把恶露机械地看成瘀血而片面用活血化瘀药。

虚则补之，实则攻之。但攻瘀消邪之药，必会耗气血，所以对于恶露不下用猛药逐瘀，一定要同时用大剂补益药，否则邪去气脱，一个危症没处理好，另一个危症又生。有时笔者会用大剂黄芪（100g以上）配合桃核承气汤祛瘀排恶露；如见外感风寒，有时亦一样于麻黄汤中重用黄芪，效

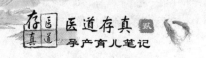

果理想。

对于大便难的问题，虽说总体以津血亏虚、肠道失润为患，治疗重点在于润养，但输液快速补津液生成的痰湿，易影响脾的运化功能，脾虚则清阳失升，由是胃腑失降，腑气反不能通。笔者多用苏叶、黄芪补气升清阳，同时用厚朴、枳壳、当归、党参、菟丝子等药温润通降（或加一两克大黄，取其降气作用。产后体虚之人大便不通，不能过用大黄，以免使气机下陷，用一两克就足够了。如果超过5g，反会害人。有时重用大黄在于排瘀保命，这是急救应用。并且大黄不能后下，大黄轻煎则泄，如果和其他药一起久煎，就不容易泄下了。有时笔者重用大黄数十克，经过久煎，也没见有泄下的效用），用于产后大便难，效果很理想。特别是运中通便的厚朴、枳壳是必用品，在大剂补养药中，厚朴、枳壳的用量还要大（30g），量少则难以通腑。

产后感染的问题，现在多用抗生素治疗，一般情况下没有什么大问题。抗生素输液治疗过程中会产生湿阻而伤脾胃，用补气运中治疗，多能解决。但有个别患者，可能因为对抗生素不敏感，产后还是感染，则治疗重在清热散瘀。庆元老家的村民，每到生孩子时都会取败酱草服用，抗感染效果不错。

所以中医治疗产后病，特别是产后三五天内，重点在于补养气血、运化中焦脾胃、防外感、排恶露、通腑气以保证大便通畅。未见感染，不要乱用清热解毒药。

血遇寒则凝，清热解毒药大多为寒凉之性，会影响气血的运行，不利于恶露外排。中医所能解决的排恶露、健脾胃、补养气血等问题，正是中医之所长。

［案1］华某，女，28岁，横店人。2013年夏天剖宫产。出院后因天

气火热，家里护养不当，造成腹部创口感染，见大汗出，创口红热发痒。舌苔厚腻，下肢水肿，脉沉涩弦浊而偏弱。

产后体虚，还要喂奶，晚上又睡不好。所以汗出之症，如无明显的感染和瘀阻，多是气虚不摄为主，治疗当以补气为上。因为该患者产后不到十天，恶露未净，用药还得考虑到逐瘀外出，但又不能用猛药。

> ▶处方：党参30g，生黄芪50g，厚朴20g，枳壳20g，益母草30g，败酱草30g，仙鹤草60g，黄芩30g，菟丝子50g，狗脊50g，茯苓50g，苏叶15g。

局部用碘酊外洗，并嘱把家里空调的温度适当调低些。

患者药后汗止，创口红痒消退。再拟运脾固肾，巩固治疗，半个月后，因为孩子便秘来诊，得知母亲食物过热，嘱其饮食清淡，多进性平为主的食物。

[案2] 徐某，女，31岁，2013年8月初打算剖宫产。产前徐某来诊求方，以便产后体质能快速康复。徐某素来阳虚湿阻，形体偏胖。因考虑到医院内空调较冷，又要用抗生素输液，内湿较重，于是重点在于运中化湿。

> ▶处方：党参30g，黄芪50g，厚朴30g，枳壳30g，生大黄3g，桃仁15g，益母草15g，桂枝15g，茯苓50g，泽泻15g，狗脊50g，菟丝子50g。

嘱其产后2小时就开始服药，同时按摩足三里。本方重用厚朴、枳壳，再酌加些大黄以降气，配合足三里按摩，以便在最短的时间内使腑气通畅，以便于进食。另外桂枝用于党参和黄芪等补气药中，可以防寒；桂枝伍于化湿药中可以促进气化而使湿邪速去，有利于创口愈合；桂枝伍于通血药中，有利于恶露外排。

徐某产后服药加足三里按摩，次日腑气得通而能进食。出院后，因为考虑到恶露已很少，主要在于恢复体能，调补母亲可以使婴儿同时得到调补（奶水由母亲的气血所化生），拟补气养血、和血解毒。

> ▶处方：党参30g，黄芪50g，厚朴20g，枳壳20g，败酱草30g，黄芩20g，益母草20g，苏叶15g，茯苓30g，苍术20g，狗脊50g，菟丝子50g。

考虑到产后不久，天气较热，剖宫产的创口须防感染，于是在处方中加入败酱草、黄芩。患者素体湿阻，所以还要时时考虑到运脾化湿，使湿热分消，才不会发生炎症，有利于创口的愈合。

笔记12：产后黄金三天

妇人产后，元气大亏，百节空虚，稍有不慎则内伤外感齐至。因为产后之人元气亏虚很严重，所以此时患病，病邪会深入骨髓，因此月子病难治。产后三天是关系到女人一生健康的三天，所以笔者称之为"黄金三天"。如果调治得当，原来的一些痼疾都可得到治疗；如果调治不当，则百病丛生。

对于产后患者身体情况多虚多瘀的特点，产后的一切治疗都围绕虚和瘀。

古人称女人生孩子是过鬼门关，这是一点也不错的。引起难产的原因很多，现在剖宫产的技术已很成熟，如果顺产困难，则可以通过剖宫产进行。不论是顺产还是剖宫产，对女人身体来说，都会造成元气大伤。

正气存内，邪不可干；邪之所凑，其气必虚。产后大虚，所以一定要在最短的时间内，迅速补养产妇的元气。

生孩子必会出血，出血必会留瘀，所以一定要在最短的时间内把体内的瘀滞物（中医称为恶露）及时排出体外，以免瘀血内阻，日久百病丛生。

气为血之帅，气主运血、摄血、生血，气虚则血无力推动而瘀血不能及时外排，血无气的固摄则不易归经，血无气的化生则难补。所以治疗产后病，一定是以补气为上。补气药，以黄芪为上，取黄芪补气托毒、固表、疏通的功能，可以托毒外出，预防外感，推运血液畅行，有利于恶露外排。对于瘀阻的问题，则必要用活血化瘀药。医院里对于妇女生过孩子后都会配用中成药益母草颗粒，但这种OTC类的中成药药力太弱，对于产后的瘀滞，实在难以胜任，所以还是直接服用中药为好。

所以针对产后的身体调治，重点在于培养元气、和胃化湿，以促进脾胃的运化功能，在最短时间内使腑气通畅，及早进食，产妇的身体健康才能从根本上得到保障。这是一个关键性的问题。

笔者对产后妇人的身体调养，拟一处方，应用于临床，效果很是理想。本处方最后在产后一两小时内就开始服用，而不是按医院西医所说的，一定要等到排气后，说明腑气已通才能进食。本方就是为了通胃肠之气而用的，服后如果结合按摩足三里，效果更好。按摩足三里，刺激强度要大点，如果有针灸师，最好扎针，很多患者产后当天就可排气通腑，次日就可正常的进食，从而能使产妇的体质迅速恢复。

▶处方：生黄芪50～100g，厚朴30g，枳壳20g，苍术30g，苏叶20g，菟丝子50g，狗脊50g，当归20g，益母草30g。

本方重用黄芪补气，使元气及时恢复。如见脉细，更加党参30g，党参的补气作用和黄芪大不一样，党参之补气以气血两虚为主，而黄芪则纯补气，产后患者虽说气血两虚，但因为考虑到产后患者，为了防感染，医院常会用输液和抗生素治疗，所以一定要考虑到湿阻的问题，如果见舌苔厚腻、脉象浊滞不畅，再用党参之润，反不利化湿，对肠胃的蠕动反会有影响。

厚朴、枳壳理气宽中，促进肠胃的蠕动，特别是针对剖宫产用麻醉药后引起的肠胃蠕动下降，腑气不通，效果很好，但一定要重用，如果厚朴的用量少于15g，效果就明显差，不和枳壳配合，效果亦不好。所以通腑降气，一定要两药相伍为用，如见腑气结秘不通，可加大黄3～5g，加强降气效果，大黄不能后下，而要和其他中药一起煎。

湿阻则中焦气滞，清阳失升，所以加用苍术、苏叶两药以燥湿祛风，促进气机的升提。产后妇人一定要考虑到外风的问题。传统中医妇科学有产后痉风，一是气血两虚，筋脉无血可养而发，另外则是外风的问题，古人散外风多用防风。现在考虑到输液带来的湿阻问题，所以笔者用苏叶，一可散外风，二可燥内湿，比之防风更合适些。

肾主生殖，产后患者元气亏虚，除了补气，还要固气。肾为藏精之所在，补气的同时一定要固肾，才能使元气得固养。五味之中，收敛元气以酸味为主，但产后因瘀滞严重，如用酸味收敛，反使瘀血难以外排。朱丹溪说产后不能用白芍，后人理解为白芍性寒，不利于化瘀，其实是因为白芍味酸收敛，不利于瘀滞外排。另外，收敛元气的酸药还有五味子、乌梅、山茱萸等，都不太适合产后三五天之内应用。酸收之药，应视恶露的多少而用。如果产后见大汗不止，此是气虚不摄津，治疗当用大剂人参补气摄气，如独参汤。但如果是产后三五天，恶露将净，则有必要加酸收之药以收敛元气，使汗止而有利于元气的恢复。对于固肾敛气之药，除了菟丝子以外，还有覆盆子、补骨脂等，但菟丝子不寒不热，药性纯和，多脂能润，且又不腻。产后气血大亏，阴阳俱虚，所以用菟丝子为好。妇人产后百节空虚，筋骨失养，固肾养精还要壮骨补肾，一则使固肾药的固气作用更强，二则使产后起身活动更加和顺。补骨壮骨药有狗脊、川续断、骨碎补、桑寄生等，狗脊、川续断和骨碎补的壮骨作用理想，桑寄生的药效太弱，难胜大任，川续断和骨碎补的口感不好，药液的味道很差，所以笔者多以只一味狗脊重用。很多妇人产后见腰痛膝痛，就是在产后没有及时固肾壮骨，稍有外风入体，邪气就深入骨髓，形成久长难愈的腰痛。另外，妇人要抱孩子哺乳，腰部亦要用力，如不固骨壮骨，在元气大亏之时，极易形成腰伤。

产后瘀血必要及时快速外排，如留滞于体内会化热生毒，造成难愈的慢性炎症。因为考虑到产后外风入体会化热生毒，所以用活血化瘀药选择益母草为好。益母草味辛性凉，有化瘀、解毒、利湿、透热的作用，且药性纯和，活血而不猛烈，对于产后瘀滞有湿热者颇为合适。当归润养又能通血脉，和黄芪伍用称为"当归补血汤"，使黄芪补而不滞，共达气血化生之妙。对于产后元气亏虚之人，活血化瘀药不得用红花、桃仁等猛剂，以免气血更伤。

如果见有热毒表现（西医称为感染），加败酱草50g。败酱草虽为清热解毒药，但药性纯和，滋味虽苦，但寒性并不很偏，且有良好的化瘀排脓作用。《伤寒杂病论》有用败酱草和附子、薏苡仁组合来排脓解毒。

[案1] 黄某，金华曹宅人，2010年春剖宫产。待产时脉象偏沉偏弱，舌质淡胖，于是煎好中药液，拟产后方便服用。因黄某气阳两虚，所以通腑排瘀得温通。

> ▶处方：生黄芪80g，厚朴30g，枳壳20g，苍术30g，苏叶20g，干姜20g，菟丝子50g，狗脊50g，当归20g，益母草30g，茯苓50g。

配合针刺足三里，得气后留针，每隔半小时捻转针柄一两分钟，但刺激强度不能太强，留针1小时。

针药结合，黄某上午产子，下午腑气即通，当天晚上就能进流质食物。出院后再带调补疏通气血的药回家煎服，体质很快恢复。对于产后患者，笔者一般不太用渗利药，因为考虑到元气亏虚，无力升发。本患者气阳两虚很明显，又见下焦湿阻为患，此时加用茯苓渗湿，使湿去而阳通。茯苓的渗利沉降，和黄芪、苏叶的升清形成对气机的升降，所以去湿迅速。

[案2] 朱某，金华郊区人，2009年秋，产后半月见神疲无力，不时头晕，恶露未净，有臭腥味，小腹不时疼痛（遇凉加重），腰膝酸痛，无力。小便偏黄，心烦；大便不畅，三五日排一次便；胃口不开，乳汁量少。诊时见朱某舌淡，舌尖偏红，舌中根部苔厚腻。脉沉弱无力，偏涩。此为气血大亏之象，因气虚无力排血，瘀滞不得及时外排，虽医院谓之有炎症，亦配了抗生素口服，但小腹疼痛依旧。拟补气运中、和血解毒。

> ▶处方：生黄芪60g，厚朴30g，枳壳20g，苍术30g，干姜20g，菟丝子50g，狗脊50g，当归20g，益母草30g，败酱草50g，桂枝15g，黄芩30g，桃仁15g，杏仁15g。

患者产后半个月，瘀滞已有些开始凝结，化瘀方面加桃仁苦泄。药后不到2小时，见肠胃蠕动明显加快，腑气得通，胃口随之亦开。

产后瘀滞内阻，气血不畅，常会化热生毒，如果不及时治疗，等到瘀滞凝滞，和身体的组织裹结成形，这就是所谓的病根。还好本患者时日尚浅，瘀滞凝结不是很严重，治疗数日恶露即已干净。因患者产后气血两虚，虽见乳汁不足，但通利药穿山甲（代）、通草等药不能乱用，以免伤元气，而应以大剂补益之品为治，气血足则乳自溢。拟补气养血。

> ▶处方：生黄芪80g，党参30g，厚朴20g，枳壳20g，苍术30g，干姜20g，枸杞子20g，菟丝子50g，狗脊30g，当归20g，益母草20g，黄

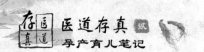
芩30g，杜仲30g，川续断30g。

 笔记13：如何坐月子

　　产妇分娩时因过度用力（顺产）而耗损元气，随着宝宝出生时产道损伤出血过多，又有气血亏虚、百节空虚，需要一段时间的调补，因此产后必须坐月子才能恢复健康。如果月子养得好，很多原来的痼疾都会治好（生孩子看似大伤元气，但对很多疾病来说，也是一个祛除病邪的方法），如果月子养不好，也会留下一身疾病。自古以来就很重视产后坐月子的问题，总结了很多宝贵的经验，但因为时代的不同，人们生活条件的变化等因素，古人的一些经验并不适合现代人。

　　坐月子，大多是指产后1个月的时间，要在室内进行身体的康复调养，所以古人称为月内，这1个月内有避风、禁水等诸多的生活禁忌，以便使身体得到较好的康复。等到身材较好地康复了，才能走出屋外。康复调养1个月后，产妇可以走出屋外稍事活动，但因为身体还没有完全康复，所以还得避免很多不利于健康的生活习惯。笔者将产后的身体康复调养总结为"三个三"。

　　第一个三，是产后三天不能下床，得躺在床上静养。孕妇分娩，不论是顺产还是剖宫产，对人的气血损耗都极大。此时最好的做法就是卧床静养，恢复元气。所以产后三天，是身体康复的黄金三天，这三天里，要使恶露败血尽可能排掉，使消化系统的功能及时恢复、控制感染等。

第二个三，是产后三十天不能出屋。虽说经过前三天的卧床静养，身体的功能得到些恢复，但身体的元气还是很虚弱，在一个相对稳定的环境里有利于身体康复，所以最好待在屋里，但也不是说一动不动，而是要随着身体的康复，适当活动身体。产后三天，身体元气开始康复，可以有上厕所之类的活动（因为元气还很虚，此时产妇还不能过多活动）；十来天后，元气得到较大的补养，机体恢复较好，可以起来在屋里不时走动。过了二十来天，可以做做广播体操等。活动身体虽会消耗能量，但对全身性的气血通畅能起到良好的作用。元气要流通于全身，促进新陈代谢，对机体的康复很有益处。所以坐月子切勿卧床不动，过于卧床，气血不流通，反不利健康。

第三个三，是在产后三个月内不能有性生活，因为孕妇在分娩时生殖器官会有损伤，只有等到生殖器官完全康复后才能有性生活。笔者认为，女性的身体恢复，一个卵子发育成熟周期（82天，差不多三个月经周期）还是有必要的。通过三个月经周期的调养，产妇的身体，不论是产道的损伤，还是内分泌，都得到正常化，这对长远的健康来说，很有意义。

以上三个时期还有一些注意事项。

产后三天，这是关系到产妇身体健康的三天，笔者称为黄金三天，这三天有必要绝对卧床静养，尽可能不要打扰产妇，这是对产妇的"隔离保护"措施，提供一个不受干扰、可以完全卧床静养的环境。另外要尽早促进脾胃的功能，现在医院里对产妇（特别是剖宫产）的卧床静养要求很到位，但总是躺着不动，对产妇的身体康复亦不见得是好事。

中医的穴位刺激，最好在产后半小时就进行（产妇的病床推出产房，再到病房，时间也要十几分钟，等到产妇回到住院的房间，安静躺下后，差不多也就有半小时了），笔者一般独取一个足三里穴进行按揉。

　　足三里，在小腿前外侧，当犊鼻下3寸（四横指，但笔者取足三里，一般不机械的以三寸定位，而是在这个部位反复按揉，找出最明显的刺激反应点作为定穴），距胫骨前缘一横指。足三里是应用很普遍的一个强壮穴位，有燥化脾湿、生发胃气的作用。《灵枢经》有曰："肠中不便，取三里。"以下胃气逆。《马丹阳十二穴歌》有曰："能通心腹胀，善治胃中寒，肠鸣并泄泻。"《四总穴》歌诀有："肚腹三里留。"都充分说明了足三里对消化系统有直接的调节作用。

　　足三里是一个能针对消化系统进行双向调节的重要穴位，常用于胃痛、呕吐、腹胀、肠鸣、消化不良、泄泻、便秘、肠梗阻等。现代医学研究证实，针灸刺激足三里穴，可使胃肠蠕动有力而规律，并能提高多种消化酶的活力，增进食欲，帮助消化；在神经系统方面，可促进脑细胞功能的恢复，提高大脑皮层细胞的工作能力；在循环系统、血液系统方面，可以改善心功能，调节心律，升高红细胞、白细胞、血红蛋白和血糖；在内分泌系统方面，对垂体-肾上腺皮质系统功能有双向良性调节作用，可提高机体防御疾病的能力。

　　另外，产后静卧于床，不仅对消化系统的功能恢复不利，对肺的呼吸功能亦不利。针刺足三里时，能增加肺通气量。肺朝百脉，辅心运血，吸纳清气以推动心血的运行。刺激足三里，还有利于血液的运行。现代，足三里不仅用于消化系统的疾病，还广泛应用于肝炎、高血压、高脂血症、冠心病、心绞痛、风湿热、支气管炎、支气管哮喘、肾炎、肾绞痛、膀胱炎、阳痿、遗精、功能性子宫出血、盆腔炎、休克、失眠等，可见足三里主治甚广，为全身强壮要穴。用于产后，实在很理想。

　　对于便秘的治疗，临床上除了足三里外，大多还会选天枢等穴位，但产后大便不通，笔者多不选天枢，因为天枢在腹部，过于刺激对身体的恢复反而不利，故而常取四肢肘、膝关节以外的穴位，一者取穴方便，二者损伤也小。比如产后见有呕逆，可用足三里配合内关；如因为输液带来的痰湿，可用足三里配合丰隆、三阴交；见有炎症（湿热毒），可用足三里配合阳陵泉、行间，以理脾化浊、清利湿热。

产后通过刺激足三里和口服运脾补气、宽中理气的中药（见前文"产后黄金三天"），针药结合，多在产育当天就可以通腑，以利于进食。对于产后元气大亏之人，越早进食，对身体的康复越有利。

产后三天之内（住院期间），如果腑气已通，可以进食后，食物的温度不能太热，也不能太凉。因为元气大亏之人，身体不耐寒热，稍有不慎都会伤人。所以这三天之内，产妇要戴帽子，使头部保温（帽子不要太厚，但要大点，把整个头和前额都能包住。因为头为诸阳之会，此时头部受凉，不仅日后会留下头痛的毛病，还不利恶露的外排。很多妇人在月经期洗头，月经就不再来，就是因为洗头后头部着凉，影响了气血的运行）。另外，一定要防冷风，切不能被冷风吹到。冷风会直接从鼻孔吸到肺里，会形成外感病，元气大亏之时受外寒，不仅影响恶露外排（血遇寒则凝，受寒后血脉凝滞不通），还会引发肺炎等危症。所以避风、戴帽子是很有必要的。

三天过后，在医院里再住院数天，产妇的身体气血得到些许康复而出院，但身体还是很虚弱，回到家里还是要戴帽子保暖，不能被冷风吹到。因为产后气血虚弱、筋骨松弛，百节空虚，风寒湿邪易乘虚而入并深入骨髓，引起感冒、风湿、关节酸痛、腹泻等，日后很是难治。冬天因为天气严寒，大家都知道保暖；夏季炎热的气候最难熬，空调冷风、电风扇等应用较多，产妇用时不应直对电扇或空调，使室内空气流通，人感觉有些凉意即可。

回到家里，不要有太多的亲朋好友来看望。因为来的人多了，产妇不得不劳神多说话。多言伤气，产妇气虚不足，再加多说话，气会更虚。所以产妇回家后，应有一个相对安静舒服的环境，以利于身体的康复。话说多了，肺气一伤，就不能摄血，这都是得不偿失的事。

对于月子里喝水的问题，有人提出月子里不能喝水，觉得喝水后会引起水肿、关节痛等疾病，要喝米酒（甜酒酿）；而有人觉得产妇生产时丧失了大量体液，产后又容易流汗，身体水分大量流失后，如果严格限制水分的摄取，会使体液电解质不平衡，造成脱水的现象，所以坐月子时应多喝水，或吃水果等。其实这个问题没有一个定论，切不能机械针对，而要看实际情况。

人体对水湿的代谢（中医学称为气化或运化）主要靠肾气的温煦（肾主气化），如果产妇本就是脾肾两虚，加上生孩子使脾肾更虚，对水湿的运化作用就会下降，水湿就会内阻。产后元气大亏，一下子输入过多的水分难以运化而见湿阻的情况很多，如果见湿阻之人再大量补进汤汤水水，反而加重身体的负担，形成产后水肿。所以应视产妇的具体情况来定。如果见舌淡胖，舌边有明显的齿痕，舌苔白厚腻，这是体内有水湿阻滞，如果不口渴就可以不喝水；如果舌红、苔少、易口渴，这是阴虚之表现，自然可以适当多喝水。

久视伤血，久视伤神，坐月子期间要鼓励产妇多休息，哪怕后半期，身体感觉不错，也应适当活动筋骨，而不能劳神久视。所以，坐月子时，一定要尽可能地让产妇的情绪处于一个相对宁静的环境。

月子期间，饮食方面要清淡，营养全面。味淡能通，有利于通乳。并且清淡食物利于消化吸收，对身体的恢复有利。

清代名医李士材的《医宗必读》有一篇文章写了对富贵贫贱治病有区

别，书中说：“大抵富贵之人多劳心，贫贱之人多劳力；富贵者膏粱自奉，贫贱者藜藿苟充；富贵者曲房广厦，贫贱者陋巷茅茨；劳心则中虚而筋柔骨脆，劳力则中实而骨劲筋强；膏粱自奉者脏腑恒娇，藜藿苟充者脏腑恒固；曲房广厦者玄府疏而六淫易客，茅茨陋巷者腠理密而外邪难干。故富贵之疾，宜于补正；贫贱之疾，易于攻邪。”意思是说富贵的人吃得好，住得好，但劳心。吃得好则脾胃不足，使“脏腑恒娇”；住得好则人的腠理不固，毛孔疏泄，人易感受外邪（玄府疏而六淫易客）；劳心多思则肝郁之气郁滞不通，后天化源不足，于是筋骨不健（中虚而筋柔骨脆）。现在年轻人，所过的正是李士材所讲的“富贵”生活，甚至有过之而无不及，社会竞争压力也大，所以饮食上更不能大鱼大肉地吃，否则消化不了。

另外还有一个问题就是多胎产的问题，现在虽说少生少育，但是多次流产的问题也非常严重。流产必伤肾气，使气血两虚。腰属肾，肾虚则腰不利，加上月子里要哺乳，于是很多产妇都有腰膝酸痛的毛病。所以月子里的饮食一定要考虑到固肾壮骨。此时有必要用中药配合治疗，可采取药膳的形式。

笔者针对肾气亏虚，月子里见腰痛的情况，拟下方治疗，效果尚可。

> ▶处方：生黄芪50g，党参30g，苍术20g，厚朴20g，狗脊50g，菟丝子50g，枸杞子30g，益母草20g，当归10g。另外再加生姜三五片，放到中药里一起煎。

如见大便不畅干结，加杏仁10g，火麻仁30g，枳壳15g；如阳虚之人，要防外感，加巴戟天30g，肉桂5g，苏叶15g；见阴血虚而有热，加黄芩30g，麦冬30g，五味子10g；见水肿，加茯苓50g，泽泻20g，葫芦壳

30g，桂枝15g；因为平时多思，产后气血亏虚而见情绪抑郁，防止产后抑郁症发作的，加郁金15g，半夏20g，柴胡10g；产后津血亏损，无力制约相火，见心烦失眠的，去黄芪，加桑叶30g，黄芩20g，麦冬30g；见脾虚失运，胃口不开，加半夏15g，山楂15g，不能用麦芽消导，会引起回乳；如有炎症，见恶露臭味，去枸杞子，加败酱草50g，红藤30g。

这个药方和产后三五天之内服用的药方不同，那个药方主要考虑到恶露的外排，所以调血药较重。这个药方则是针对脾肾两虚的身体调补，所以用药纯和，稍加些许调血药疏通气血而已。

有人认为产后十余天主要目标是排净恶露，不能补。笔者以为此言差矣。产后气血大虚之人，自然要补，只是要看怎么补，用什么药和补药配合使用。产后必有恶露，排恶露是一个祛邪过程，同时也会耗损气血，如果再不补，不是虚上加虚么？补气药、补阳药，用后会见人的精神兴奋起来，但补气药中的人参、黄芪、党参，只要用得当，能起到很好的效果。

古时的人参多指的是党参，现代的人参常指的是东北产的红参（别直参）。党参的作用在于补气生津养血，《伤寒杂病论》中用党参，每每用于气阴两虚，如"人参加白虎汤"用于汗出过多的气阴两亏，产妇多见汗出，不用党参补养怎么行呢？另外黄芪补气升清，固表排毒。产后多见瘀毒要排，体虚而表不固则易外感，黄芪自是常用品。至于现在东北产的人参，因为炮制方法的不同，效果也不同。晒干的人参称为生晒参，药性不寒不热，很纯和，是产后调补的良品；别直参，则是熟人参，性温，味甘中有苦，质沉，所以还有些下行之性，吃了别直参可见出血增加，月子里不用为好，但如果产后见大汗不止，不用大剂别直参还是难以收摄元气，只是不能久用罢了。有时用一下，补气摄津还是很好的。

另外，在月子里，除非恶露不下，一般不选择药性偏强的红花、桃仁等活血化瘀药，以免出血太过，不利身体，而以益母草、当归这些药性缓和的为好。

对于药性较热的干姜、肉桂、附子等药，一般是明显的阳虚有寒，或见气阳两虚无力气化的水肿才用，平时调补身体，还是不用为好。清热解毒类或其他寒凉药，亦是见到有明显的炎症或内热才用。月子里用药，温凉偏性太过，反生他变，对宝宝的健康也不利，因为乳汁为气血所化，母亲血热则乳热，血寒则乳寒。

月子里还要不时观察恶露的情况。正常的恶露有血腥味，但不臭，如见臭味则说明内火重，有炎症，要及时治疗，饮食切不能选择温热之品。正常的恶露一般半个月会干净，并且排出物的颜色会转为白色。有些产妇，孩子都满月了，还见血性恶露不断，这就要去医院检查，以免变症。

对于月子里洗头的问题，这要看情况而定。笔者认为，在血性恶露没干净时还是别洗为好。头部受凉，不利于恶露外排。等到血性的恶露干净了，自然是可以洗的。卫生问题一定要注意。除了洗头，还有口腔卫生、阴部卫生等，一样要重视。产后三五天内，用温水漱口就可，因为产后百节空虚，牙齿松动，此时刷牙对牙齿不利，但是产后1周，气血开始恢复，可用软毛的牙刷刷牙，只是刷牙时力量要小些，刷牙的水要用比体温稍高的温水，不能用冷水。

月子如果调养得好，有1个月的时间调养，产妇的身体功能多能得到较好的康复，可以走出家门，呼吸下新鲜空气。视气温高低增减衣物，避免外感。不要碰冷水，月子结束后，元气未复，此时受寒，寒邪还是会伤人很深。

坐月子是产妇生完孩子后身体康复调养的一个时间段，对女人以后的身体健康意义重大。随着网络等信息沟通的普及，很多人盲目学习西方国家经验，不是很重视产后调养，这是需要反思的问题。

当然，时代变化，中医也一样要随着变化，才能应付多变的疾病。坐月子也一样，前人的一些经验是局限于当时的时代背景，需要结合现代社会的特点有选择性地继承。

[案1] 患者，31岁，立秋时节产子，剖宫产，住院6天。

虽说天气暴热，因为医院的中央空调很凉，加上医院的窗帘很厚，所以房间里很凉快，加上抗生素一直在用，所以一切都好。回家后，家里的窗帘较薄，立秋后的太阳已向南靠，阳光直照房子的玻璃窗上，虽说家里也开空调，但玻璃被太阳晒得烫手，暑气还是一样的存在。考虑在医院过用输液，内湿重，产妇见舌苔厚腻，于是饮食以西瓜皮炖排骨调养，中药用补气和胃、清热解毒为治。

> ▶处方：生黄芪30g，党参30g，苍术30g，厚朴30g，枳壳20g，益母草30g，败酱草30g，黄芩20g，茯苓30g，菟丝子50g，狗脊30g。

但药力还是不足，产妇见口干渴不已，数日下来，见创口边红热发痒，小儿亦见烦躁不思睡。此为暑热之毒为患，于是把南边窗户外面再挂一块布以挡太阳照射，创口每天用碘酊消毒后换外敷纱布，中药处方拟清热化湿。

> ▶处方：生晒参30g，苍术30g，厚朴20g，茯苓50g，枳壳20g，益母草30g，败酱草50g，黄芩20g，连翘20g，干姜10g，荆芥15g。

两三日后痒止红退，小儿排出黄绿相夹的大便，也能安然入睡。

[案2] 某妇，寒冬产子，住院期间受寒，发高热不退，乳房胀痛，乳汁不能外流。此为寒邪郁闭，化热生毒，急用吸奶器把乳房里郁滞的乳汁吸掉，服补气散寒之药。

> ▶处方：生黄芪50g，生石膏100g，麻黄5g，苍术20g，厚朴20g，益母草30g，当归20g，蒲公英30g，干姜20g。

药后热退乳通。产后妇人身体大虚，见伤寒化热，切不能套用麻杏石甘汤原方，一定要在补气运中的前提下应用，气足才能有力祛邪外出。另外还要时时考虑腑气通畅的问题，所以笔者治疗产后病，厚朴、枳壳的应用频率很高，就是为了通腑气，以利脾胃运化。对于乳汁不通、乳房胀痛的发热，一定要把郁积在乳房里的乳汁抽掉，否则易发生乳痈，并且不易退热。

出院后，嘱其用生姜20g，党参30g，大枣5枚，隔水炖。再加益母草颗粒两小包混合于其中，上午饭后服用以防寒。

笔记14：产后开乳不能过用通利

乳汁由气血所化生，气血足则乳汁足，气血弱则乳汁少，并且母亲身体的情况和乳汁的性质亦是息息相关的。母亲气郁则乳滞，气热则乳热，气寒则乳寒。常有哺乳期的妇女饮食寒凉则见婴儿腹泻，母亲过食烧烤则小儿便秘，母亲受惊则孩子食乳后亦见夜里惊悸不安。

所以母亲气血充足，且气血不寒不热，相对和平，对小儿的健康有实际意义。然现在很多产妇见乳汁少，通过网络的小道消息得知某药可以通乳，很多人就会自行到药店抓中药吃。药方中大多是穿山甲（代）、通草、路路通等通利之药。其实这种强行通乳是个误区。

产后缺乳，有虚有实。虚是气血不足，不能化生乳汁；实是气滞血瘀，乳汁内闭不出。对于虚症的缺乳，治疗重点在于补养气血；对于实症的缺乳，则重在通利。但产后缺乳，多见虚实夹杂。因产后人体气血大亏，治疗的重点在于补养，如果再用通利药，则越通利越虚。

实证方面，瘀血问题很好理解，气滞也是普遍存在的一个问题。

肝主疏泄，疏通一身的气机。产后患者元气大亏，升发无力，于是肝郁；另外，随着小孩子的出生，产妇原来的生活规律完全被打乱，一下子很难适应，加上身体的虚弱，由是造成情绪郁闷（很多产后抑郁症就是这么发生的），所以治疗产后病，一定要考虑到肝气不疏的问题。笔者治疗产后三五天之内的疾病，多以大剂补气药加适当的风药升发气机，亦是为了疏肝解郁。只是笔者因为江南多湿，加上输液带来的湿阻，用苏叶醒脾升发气机，而不用传统的柴胡来疏肝罢了，其原理亦是一样，就是促进气机的升发。

另外，风寒问题一定要重视。笔者对于产后风寒必用苏叶、荆芥、防风等辛温风药，一般选其中一两味，一是为了升提气机，二是和大剂补益药相伍以防风寒（如有风寒，亦可及时治疗）。血遇寒则凝，人受风寒，则气化不利而生内湿，同时血亦由之而滞，不利于恶露外排，所以一定要重视祛散风寒。

乳房通胃经，乳头通肝经。乳汁聚于乳房而通于乳头，所以治疗乳汁缺少在于健脾疏肝，脾健则胃和，后天化源充足，气血才能化生乳汁；疏肝理气则乳头通，乳汁自出，但治疗元气亏虚之肝气不疏在于补气为上。气主升发，气足则气机得以升发，肝郁自解，如强行疏肝，反更伤气血。肝源于肾，肾气足，肝气才能升发，何况产后必虚，所以补气之时必要养肾元。笔者拟一产后通乳方，用于临床，效果不错。

▶处方：生黄芪60g，党参30g，厚朴20g，当归20g，地龙15g，苏叶20g，菟丝子50g，狗脊50g，枸杞子30g，苍术30g。

黄芪、党参、当归、枸杞子补养气血；厚朴、苍术、苏叶运中化浊；菟丝子、狗脊固肾养精；黄芪、党参、苏叶补气升提以疏肝；当归、地龙活血通乳。

传统的通乳药是穿山甲（代），但笔者则用地龙。地龙通乳，是庆元民间山村的一个偏方，见妇人乳不通，一般用蚯蚓洗干净后煮汤喝，效果很好。另外，蚯蚓通经活络的作用很强，配伍当归，有很好的通乳作用。因为产后多瘀滞化热，蚯蚓性凉能清，一可通络祛瘀滞，二可制黄芪等药的热性。使全方达到气血并补，脾肾两治，补而不滞，运而不燥，平和不偏。

治疗产后缺乳，一定要加党参、枸杞子等润养药，有利于补血。又因为产后有风湿阻滞，所以还要用厚朴、苍术、苏叶之属以运中化湿。对于化湿的问题，如果没见到水饮之邪，切不能用渗利药，以免阳气下陷，肝气不疏，反而影响乳汁外出。如果见舌苔水滑样，并有水肿或明显的水饮症，则要果断用渗利药以速祛水湿，水去则阳通。但等到水湿饮邪一去，则要马上停用渗利药。

[案1] 郭某，女，26岁，东阳人。产后半个月，乳汁很少，曾寻医治以通利之药，乳汁依然量少，于是又加大通利之药，乳汁量增多，但患者神疲无力，腰膝关节酸痛，自汗不止，这是因为通利太过，伤了气血。于是又治疗腰膝关节酸痛，腰膝虽好转些许，但乳汁变少，自汗更重，每天都要换好几次衣服。畏寒，大热天里，稍见风则鼻塞不通。2014年夏，患者已产后近2个月，见其面色苍白，神疲无力，行走时两手搓腰。舌淡，舌尖偏红，苔白稍腻。脉浮，稍用力按则脉散。拟补气固肾、养血通经。

▶处方：生黄芪100g，党参30g，厚朴20g，当归20g，地龙15g，苏叶20g，菟丝子50g，狗脊50g，枸杞子30g，苍术30g，黄芩20g，仙鹤草60g。

患者服药1剂就见汗出大减，人亦为之振奋。次周来复诊，见其面色有些红润。患者觉得乳房有些胀，畏寒亦大见好转，关节和腰膝酸痛亦见好转，只是乳汁还不足。此是气血未复之故，嘱原方再服1周，平时多吃些泥鳅、鳝鱼等。

以上方治疗20余天，乳汁才渐转多，诸症均瘥。

[案2] 厉某，女，横店人，30岁，产后大出血，在医院里急救数天。但自此患者的精神为之困顿，此后1个月余，乳汁不行。2013年夏秋之间诊之，天气虽大热，但厉某还是身着两件衣服，走路要人扶。其面色萎暗，两颧偏红，舌淡苔薄，脉细弱几无。此元气大亏之象。

> ▶处方：生黄芪80g，党参50g，枸杞子30g，阿胶珠15g，菟丝子50g，防风15g，当归20g，狗脊50g，厚朴20g，苍术20g，黄芩20g，地龙20g，干姜20g。

另外用吴茱萸研粉，醋调成糊，夜里敷在脚心涌穴处。此为元气亏虚，虚阳上浮。用中药外治，引火归原。嘱其平时避风静养，多卧床。

治疗1周，患者体质大见好转，但乳汁尚未行，嘱其让孩子平时多吸吮。又治疗1周，乳汁还是未行，前后治疗近1个月时间，乳汁始通，但量少，此是气血未复，继续用补益药调补以巩固治疗。

笔记15：产后常见疾病

1.产后癫狂

癫狂之疾，不论男女，不论是胎前还是产后，都是心神受扰为病。

癫和狂不一样，一是静，一是动。癫，多见气血亏虚，阳气无以升发（如产后抑郁症，就是癫）；狂则是邪实见热，扰动心神。狂有虚阳上浮扰心，有瘀血攻心，有痰热上逆，有水泛凌血，有火邪闭结等。产后之人，多瘀多虚，虚则见失血失养，瘀则多为败血化热为患，现在产妇多用输液而内生痰湿，所以恶露败血多和痰湿互结为患，所以消散恶露败血，得考虑痰湿之邪。

临床上有先狂后癫，因狂后元气大亏，无力升发阳气，气机下陷，又转于癫；也有先癫后狂，是病邪郁积未化，元气稍见恢复，郁积就会化热扰心，于是见狂。但不论是癫还是狂，病邪都是痰瘀败血积滞于内。因产后妇人气血大亏，攻病则元气更虚，补虚则邪气更实。所以此病之难治，就是难在攻补两难。

[案1] 张某，女，23岁，绍兴乡下人。2005年5月，孕足月于家中顺产，产后见恶露难下，腹痛拒按，家人到村里药店买了些活血药服用。但恶露依旧不下，患者烦躁不安，晚上彻夜不眠，家人急送医治疗。到医院，诊为子宫有胎盘残留，于是进行刮宫治疗。次日张某狂躁更甚，口出秽语，笑骂不休。医院急用镇静针，患者稍安，但药力一过，又依然。笔者接诊时见患者脉疾乱而弦劲有力。舌淡胖，舌苔水样滑腻。此为虚阳

上越。

患者因产子已是元气大亏，加之胞衣不下，又行刮宫治疗，元气虚上加虚。元气亏虚则气化不利，湿邪内生，又用抗生素、输液治疗，体内水湿闭阻。水湿闭阻则中焦之气不能运转，上阳不能下潜，扰乱心神，故有此症。问之，大便已六七天未排。治疗当以温肾潜阳，利水蠲饮。仿真武汤意。

▶处方：炮附子30g，桂枝30g，茯苓200g，泽泻30g，猪苓30g，川芎15g，石菖蒲15g，白僵蚕20g，地龙20g，厚朴20g，枳壳20g，制天南星20g，生白术50g，怀牛膝30g，龙骨30g，牡蛎30g。

针刺内关、神门、足三里、丰隆、行间诸穴，强刺并久留针。

药还没煎好，针刺已起作用。针后不到半小时，患者情绪开始平静，有想睡的样子。等到中药煎好，患者已入睡。

心胞代心受邪，内关是祛心胞之邪而解诸郁，配合神门可起到宁心安神的作用；但患者狂躁，总因湿阻使阳气不能下降，刺足三里、丰隆在于通降腑气，使上浮之阳下潜的道路通畅；肝性最急，阳气上逆要泄肝平肝，所以刺行间。此是治标之法，不外是使阳气下潜而已。对于患者体内湿饮之邪，还得配合中药内服，以起协同治疗作用。

患者因体虚，久睡多时，醒来之时亦是半醒半睡之态。因口渴索水喝，于是将灌药汤当水喂下。患者喝药后，又昏睡过去。次日醒来，二便通，神志清，但极度疲乏，脉弱几无。此时当大补元气，但补不能滞，以免补药敛湿。拟补气固肾、和中化湿。

▶处方：党参50g，厚朴20g，枳壳20g，茯苓100g，姜半夏20g，石菖蒲15g，菟丝子30g，补骨脂30g，山茱萸30g，炮附子20g，干姜15g，益母草30g，生白术30g，地龙15g。

患者以此调治旬日而安，只是人感觉没有力气，虚汗不止。出院后来电话，还要再开个药方。

▶处方：黄芪50g，党参30g，厚朴20g，枳壳20g，茯苓50g，姜半夏20g，石菖蒲10g，菟丝子30g，补骨脂30g，覆盆子30g，巴戟天30g，肉苁蓉30g，仙鹤草60g，苏叶15g，益母草30g，黄芩15g。

以此方治疗月余，患者一切安好。

本案患者是因水气阻滞为患，虽见阳气上浮，但必要行水才能潜阳，水湿不去，气机不利，阳气必不能潜。所以重用茯苓，一取渗利下行，二取宁心安神。不用真武汤的白芍，而用地龙和山茱萸相伍，一样意在平肝收敛，但地龙有通络利水作用，而白芍则仅能酸收。另加牛膝、龙骨、牡蛎重镇降潜，且龙骨和牡蛎与山茱萸相伍，大能收摄元气。对于狂躁气散者，大能收摄元气。

[案2]毛某，女，24岁，杭州富阳人，因产后发狂，被丈夫遗弃，患者流落街头后，在某精神病医院住院2个月，出院后见毛某神情呆滞，不时自言自语。2011年来诊时，见患者脉沉弱而偏弦细。舌淡暗胖，苔腻。此为元气亏虚，无力化湿，痰湿阻闭心窍为患。治疗当以补肾运中，化痰开窍。

▶处方：党参30g，厚朴20g，陈皮20g，苍术20g，半夏20g，茯苓50g，石菖蒲15g，天南星15g，菟丝子30g，补骨脂30g，巴戟天30g，川芎20g，益母草30g，丹参30g，鸡血藤30g，蜈蚣2条。另加鲜竹沥口服液，一次20ml，一天3次。

治疗1个月余，病情大见好转，但还是时不时会发呆自语。患者觉得原方服用效果较为理想，于是原方一直服用近2个月，神志清醒。但服药快到3个月时，患者又有些狂躁的样子，情绪易激动。家人急带患者来金华诊治。

见毛某脉象细数无力，舌红苔薄，这是因为久服燥药伤津。患者原来痰湿闭阻为患，但过服燥药，痰浊去了，但同时亦耗气伤津，治疗当固精补气为上。

▶处方：党参30g，枸杞子30g，菟丝子30g，补骨脂30g，麦冬30g，五味子15g，酸枣仁30g，炒白芍20g，白茅根50g，巴戟天20g，丹参30g，当归20g，厚朴20g，陈皮20g，泽泻15g，怀牛膝20g。

药后数剂，见患者精神良好。治疗1个月余，一切均安。一日患者来电话，告知月经六七个月未行。此是气血两虚，无经可行，嘱患者大剂补养以巩固治疗，气血充足，月经自行。

2.产后恶露不净

产后恶露不净，多为产后三五天没有及时排瘀，败血闭阻。对于产后恶露不净，一定要通利散瘀，瘀血不去，血不归经，新血不能化生，元气终不能复。对于恶露败血的结闭，西医没有什么好的法子，中医确有所长，但很多中医师因见患者产后身体大虚，又不敢攻，多以太平方调理调理。如此久治，自然失效，败血久久不化，形成干血劳，于是变症百出。很多人说月子病，数十年不愈者常有，最主要的原因，恶露败血闭阻经脉首当其冲。

但恶露久滞之人，元气必亏虚，攻瘀一定要审气血的亏虚程度和瘀阻的严重程度。如果瘀阻严重，可在补养之中重用攻散，等瘀阻稍散，可于补养中辅以疏通，以培补气血。气血稍恢复些，见脉象弦劲有力时，则可攻散，如此反复数次，多能使瘀阻得以祛除干净。如果患者瘀滞不是很严重，可先于大补气血之中辅以疏通，等元气恢复到一定的水平后，见小腹胀鼓鼓，月经要下不下的时候，重用攻瘀药三五剂，多能一举而克病。瘀血去后，再恢复补养。

瘀血久滞，多有合邪，如寒邪、食积、热毒等，治疗时一定要细细审之。各路病邪分消，瘀滞才能有效祛除。如果见瘀攻瘀，不知分消之理，哪怕是重用化瘀药，排瘀效果亦不理想。

[案1] 高某，女，26岁，温州瑞安人。产后3个月，阴道出血淋漓不止，治疗乏效。2014年冬天到横店来治疗。见高某面色萎暗，神疲乏力，坐下站起时要手扶腰部。问诊后得知乳汁量少，腰膝酸痛怕冷，大便溏结不一，心烦眠差，不时胃痞。舌暗有瘀斑。脉沉弦涩而无力，两尺几无。

恶露为败血，留于体内久不去，使气血大耗。观《金匮要略·血痹虚劳病脉证并治》，知此为瘀血不去而新血不生。原中医恐产后多虚，不敢攻瘀，是以败血久留，患者虽出血3个月，但治疗还当攻瘀，使瘀去而血能归经，新血得生。拟补气固肾，攻下逐瘀。

> ▶处方：生黄芪80g，党参30g，枳壳30g，桂枝20g，当归30g，益母草30g，水蛭10g，生大黄20g，菟丝子50g，狗脊50g，桃仁20g。

针刺血海、三阴交、内关，强刺激，久留针。

药后2小时，患者小腹绞痛而见汗出呕逆，随之腹泻，泻后又见从阴道排出紫黑血块甚多。次日患者来复诊，脉象稍见缓和。因瘀滞尚多，以原方再服1剂，又下瘀血块。如此治疗3天，脉象趋于缓和，大积去半，当以养正为上，辅以疏通。

> ▶处方：生黄芪80g，党参30g，枳壳20g，桂枝10g，当归20g，益母草30g，桃仁15g，菟丝子50g，狗脊50g，巴戟天30g，败酱草30g。

以此方治疗半个月，患者出血稍有好转，但不明显。人的精神较之以前大有好转，舌面瘀斑亦少了很多。因降雨降温，寒湿严重，患者久出血，元气大亏，不能再疏通，应以固养为主。

> ▶处方：生黄芪80g，党参30g，厚朴20g，苏叶20g，苍术30g，枸杞子30g，山茱萸30g，菟丝子50g，覆盆子30g，仙鹤草50g，狗脊50g，益母草20g。

服药数剂血止。人的精神为之大见好转，服药到20余剂时，患者烦躁失眠严重，虽在喂奶，但乳房胀痛。此是月经将至，当通利之。于上方去山茱萸、仙鹤草，加桃仁、红花各15g。药后又排出瘀血块甚多。如此平时补养，行经之时散瘀，治疗近半年才愈。

[案2] 崔某,女,31岁,杭州人。2015年冬天产子,出院时受风寒,于是恶露不下,见小腹胀痛难忍,经某中医治疗,服药后恶露得下,但见便秘汗出,心悸心烦。治以补气养血后,血止汗止,大便通畅。后因乳汁缺少,家人自行去中药店买了些通乳药服用。服药后又见出血,于是又去看中医。中医治以收敛止血药,血止月余,见小腹胀痛难忍,再治,下血块甚多,血量如崩。急到医院住院治疗,诊为小块胎盘未排净,行刮宫治疗,数日血止出院。但不到半个月,又见出血,又看中医乏效。

笔者诊时,见患者体胖淡暗,双下肢水肿,舌胖,有大块青紫瘀斑,舌面有数道血红芒刺,苔白腻。脉沉细弦稍涩,重取无力,两尺尤甚。问其所苦,告知腰痛、胃痞、口苦口臭、大便黏滞。此为寒湿和瘀滞互结为患。2015年杭州久雨不晴,患者产后大虚,又经刮宫之苦,致使湿邪不化而脾胃失运。湿性黏滞缠绵,所以久出血不净。拟运中化湿,清血透热。

▶处方:生黄芪60g,苍术30g,厚朴30g,茯苓50g,苏叶30g,焦三仙各10g,益母草30g,菟丝子50g,狗脊50g,巴戟天30g,姜半夏20g,黄芩20g。

药后诸症大减,服药十余剂而血止。现在的患者,多爱学些中医知识,见处方中用益母草来止血,很是意外。

此为湿邪闭阻为患,湿为阴邪,性趋下而黏滞,最易阻遏阳气的升发,使脾胃不能运化。脾统血,脾虚则血不能统而久出血。本方用黄芪、苏叶升清阳,使气机得以升提。虽说用了茯苓渗下,但因湿邪过重,渗湿在于通阳,阳气得通,清气得以升发。加上大剂固肾养精药,所以气血得以固藏,血自止。至于益母草,在于取其清透血分之热邪。虽说湿邪久滞，但湿瘀互结已见化热，舌面的数道血红芒刺是为佐证。加上黄芩之苦燥清火，火邪、食滞、痰湿、瘀热等病邪各路分消，所以虽用一味益母草，消瘀作用亦很强。病邪得去，加上大补升提，出血得止。

此案有知医者问，可否不用黄芩？黄芩在本案中的应用很有必要，一是防瘀血化热生毒，二是制约黄芪、苏叶的升提。产后患者肾气必亏，因脾虚升发不力而出血，用升提药易扰下元肾气，所以用黄芩制之。

3.产后发热

见神疲无力汗出之发热，为气阳两虚的发热，治以补气温阳；见口干、舌红、脉细数的发热为阴血亏虚，治疗以补养阴血为主，少佐阳药以纳阳归肾；见腹痛拒按，恶露难下的发热是瘀滞化热，治疗当排瘀为上；发热并见于恶寒肢冷则是外感，治疗当用风药散邪。但不论病邪之寒热，总以补养为根本，偏于阳虚则补气温阳，偏于阴血亏虚则养阴补血，辅以补气阳药以使阴血可化生。

但产后受寒的恶露内闭，很是凶险。血遇寒则凝，产后患者本就元气大亏，此时受寒则寒邪深入血分，使恶露凝滞不能外排。风寒闭表，内热不得外散，恶露败血闭阻，又见化热，两热相合，则见热势凶猛，治疗当散外攻内，内外同治，使寒去瘀排，热才能痊。如见恶露不下，治疗仅攻败血，则气机下陷，外寒于是内陷，反更伤阳气；仅散外寒，则内瘀不化（因为散寒必伤元气，产后患者本就气血大亏，再进一步耗散，则气虚不运，无力排瘀），但散外攻内同时进行，面对元气大亏之人，自是大损气血。过补则邪不去，过于攻散则元气不支。治疗时一定要细细审之。

[案1] 吴某，女，25岁，产后3天，见汗出不止，高热不退，口干欲裂，大便干结，尿少。医院治疗三四天而无寸功。诊时见患者舌淡胖少津，脉浮数无根。此为虚阳外越之重症。时有其他中医一起会诊，该医谓

105

之为阴虚。笔者分析，汗出不止但汗不黏必不是阴虚，而是阳虚不固；口干是阳虚气化不利，津不上承所致；至于大便干结，此是肾司二便，阳虚则阴不能化，且大汗不止，气机上逆不能下降，所以腑气不通。治疗的重点是固肾摄阳，保命为上。该医扬袖而去，家属无奈，只有让我一试。

> ▶处方：炮附子30g，干姜30g，天花粉30g，党参50g，怀牛膝30g，龙骨30g，牡蛎30g，当归20g，茯苓100g。

药后不到1小时见汗开始减少，热势稍退。晚上再诊，见患者入睡安稳，没再见汗出，热势虽有，但触摸背部还有些烫手。再进1剂，热退便通而病安，脉象亦潜，弱而无力。因用药过于重镇固摄，不利恶露外排，治疗当温阳固肾、通调气血。

> ▶处方：巴戟天30g，菟丝子50g，狗脊50g，山茱萸30g，怀牛膝15g，益母草30g，当归20g，党参30g，厚朴20g，枳壳20g。

此患临床上很易辨为阴虚证，要知患者曾住院，西医见热自然是大剂输液治之，如此大剂输液应用，热势必会有所缓解。另外对于患者的汗出，阴虚之汗则见黏手，而阳虚之汗则见清冷。患者汗出并见大热，但汗不黏，输液汗不止、热不退，必是虚阳外越无疑。

一诊时用天花粉以清上焦之热，使阳气能下降；怀牛膝、龙骨、牡蛎、茯苓四药，使气机下降，阳气得以归原；附子、干姜、党参是变通的四逆汤，补气温阳。大剂沉降之药把温热的四逆汤镇降于下焦，不至于上越为患。其中重用茯苓100g，一是取其收敛之性，伍以龙骨、牡蛎，大能收敛涣散之浮阳；二是可以渗下通利医院过用输液引起的水湿之邪，湿去则阳气亦随之而潜。对于有湿的虚阳外浮，阳位被湿邪占据，湿越重，阳气外浮就越严重，湿邪祛除，则阳气亦随之而下潜，因为口干是津不上承，所以治疗还是重用茯苓以渗利降气。

[案2] 杨某，23岁，2013年暑天产子，受寒发热，恶露不下，医院治疗3天而无功。会诊时见患者狂躁不安，大便秘结，发热无汗。此为夏天产时受空调冷风而起，血遇寒则凝滞不通，于是恶露不下，败血内结化热；受寒则肺卫不宣，阳气不能外通，内闭而发热。败血化热和寒邪闭表之热相合，所以内热炽盛，热邪上逆扰乱心神则见狂躁不安，其证颇似《伤寒》之太阳阳明合病。观其舌青紫，脉浮数而有涩滞之象，治疗当以解外攻内。

▶处方：麻黄10g，桂枝20g，厚朴20g，枳壳20g，生大黄20g，党参30g，当归30g，益母草30g。

大黄久煎以逐瘀。患者总因产后体弱，攻散不能太过，是以攻散之中辅以补养气血，且重用当归润肠通便。药后便通汗出而热解，方中虽用党参30g补气，但产后元气大亏，又发热数天，汗、便一解，元气亦随之而脱。患者见漏汗不止，脉浮散无力。急用热水袋温小腹以收涣散之元气，别直参一大支顿服，取补气摄津。同时拟方如下。

▶处方：生黄芪60g，生晒参30g，山茱萸60g，炮附子30g，干姜30g，当归20g，益母草30g，龙骨30g，牡蛎30g，桂枝15g，炒白芍20g。

元气将脱之人，有形之津不能速生，而无形之气阳当速固，治疗当镇摄固脱，是以用黄芪、人参、附子、干姜补气温阳以固摄，再加山茱萸、白芍酸收敛津以固气，和黄芪、人参相伍以取酸甘化阴以救津；龙骨、牡蛎重镇收敛使阳气得潜。患者总因恶露不下，败血内攻，如固摄之时不通血脉，败血还会再次为患，到时进退不得，危象百出，所以用当归、益母草、桂枝通经运血。元气将脱则一身气化无权，一味重镇收敛并不利于气化，加桂枝于补气温阳之剂中以升发阳气，和酸收重镇之药形成气机的升降，促进气化。

患者药后总算汗止，元气得以固摄，到了凌晨，患者安然入睡。

到了中午，患者睡醒，但肢软神疲，脉沉弱无力，此为常态，自当大补气血为主，辅以疏通气血排恶露。产后之恶露务必要排净，如败血不排，病自不愈。

▶处方：生黄芪60g，生晒参30g，山茱萸30g，炒白芍20g，当归20g，益母草30g，桃仁15g，杏仁15g，菟丝子50g，枳壳20g，桂枝15g，肉苁蓉30g。

方中用大剂润药和枳壳，是为了使大便通畅。此时如果用药过于收摄固养，多会造成大便不畅，热势还会反复，治疗热病，热势退后，一定要防止反复。

4.产后腹痛

产后腹痛，要看腹痛的性质定虚实，如见腹痛隐隐，手按则舒服，这是气血两虚，胞宫无血可养而痛，治疗当大补气血，气血充足则痛自除；如见腹痛鼓胀，不时有矢气排出，此是肝气郁滞，腑气不通，治疗当健脾固肾、疏肝理气；如见腹痛如针刺感，此为瘀血内阻，治疗当补气固肾、攻下逐瘀；如腹痛如刀刮或撕裂感，此是热毒为患，治疗当补气固肾、活血解毒。

但上述对疼痛的一些机械区别，临床的实际情况常常相互夹杂，切不能机械对待。如气滞和血瘀常常并见、腑气不通和瘀血互见、热毒和气滞血瘀并见等，治疗时一定要使湿热毒邪和气滞、血瘀、食滞等分消。另外对于产后腹痛来说，任何一种腹痛都有虚，这是必然，切不能见病邪实就攻邪，以免伤元气。

[案1] 史某，女，33岁，产二胎，产后1个月余，恶露未净，排出物有腥臭味，小腹隐隐作痛。舌尖边偏红，舌中根苔厚腻。脉沉涩无力。此为元气亏虚，夹有湿热瘀毒。恶露未净，易化生热毒，治以补气通利。

▶处方：生黄芪80g，苍术30g，厚朴30g，枳壳20g，党参20g，菟丝子50g，狗脊50g，益母草30g，红藤30g，败酱草50g，生薏苡仁50g，炮附子20g。

数剂而痛止，且恶露干净。再拟补益之方以巩固治疗。

[案2] 赵某，女，23岁，产后数日，恶露不下，二便不畅，小腹胀满，疼痛不已，不时见针刺感，医院口服新生化颗粒、血府逐瘀颗粒等药不效。此是瘀阻为患，当重用活血化瘀药。因见患者脉数，瘀滞有化热生毒之象，故佐以清利。

▶处方：生黄芪50g，党参30g，苍术30g，厚朴30g，生薏苡仁60g，败酱草60g，桃仁20g，红花20g，益母草30g，当归30g，桂枝30g。

用党参、黄芪伍桂枝以升提气机；薏苡仁、桃仁、益母草、败酱草降浊；桃仁、红花、益母草、当归、桂枝通血逐瘀。

患者药后不到2小时排出大量瘀滞血块，腹胀满疼痛为之大减，再服1剂，又排出些许瘀滞物，且二便通畅。因考虑产后气血大亏，通利太过必伤元气。拟补气固肾、活血化瘀。

> ▶处方：生黄芪60g，党参30g，苍术30g，厚朴30g，菟丝子50g，狗脊50g，桂枝15g，益母草30g，当归20g，败酱草30g。

治疗旬日而安。

[案3]罗某，女，35岁，产后2周，见大便干结不通，小腹胀痛难忍。且见口苦口臭，心烦失眠，胃脘痞胀，恶露未全净。脉弦细无力而偏涩，舌淡红。此为产后失血，津血同源，肠道失润，腑气不通为患，治疗当以养血润燥、通腑降逆。

> ▶处方：党参30g，杏仁15g，桃仁15g，肉苁蓉30g，当归30g，黄芪50g，益母草30g，败酱草30g，干姜20g，黄芩20g，菟丝子50g，生大黄5g，厚朴20g，枳壳20g。

药后2小时觉得肠子在蠕动，矢气连连，不一会儿排出干结燥粪十余枚，腹痛为之大减。用手按腹部，还有燥粪存在，再服1剂，又下燥粪数枚。转为补养气血，巩固调治而安。

5.产后尿失禁

产后尿失禁，多为元气亏损，使气化不利；或生产过程中膀胱损伤，膀胱不能贮尿以至尿失禁。治疗在于固肾养精，活血化瘀。

[案1] 陈某，女，24岁，磐安乡下人。2013年秋，陈某先在家里打算顺产，后来顺产不成再到县人民医院剖宫产。出院后见尿失禁，稍一咳嗽或腹部用力就见尿出。治疗2个月不效，天气转凉，实为此证所苦。2013年冬天，陈某就诊。见陈某面淡神疲，产后一直淋漓出血不净。舌淡红，舌边瘀斑甚多，苔薄。脉沉弱无力而稍涩。此为肾虚血瘀，治以固肾养精、活血化瘀。

▶处方：菟丝子50g，覆盆子30g，金樱子30g，补骨脂30g，狗脊50g，党参30g，生黄芪60g，葛根20g，益母草30g，生蒲黄20g，厚朴20g。另加三七粉，一次3g，一天3次，用药汁冲服。

患者服药半个月，尿失禁大见好转，但人见烦热。此是用药过于升提温摄所至，考虑到服药半个月，舌面瘀斑已消退几无，原方再加白茅根60g以清透凉血。又治疗半个月，一切均安。

此患原来在家里顺产时用力过度，使膀胱损伤，后又剖宫产大伤元气，所以膀胱失约而尿失禁。因冬天严寒，阳气内闭。虽处方中已用药性偏凉的益母草和生蒲黄，但还是因体内留有瘀血，加上温摄太过，所以见化热之象。此是药误，所幸及时调整处方，以使病愈。

[案2] 吴某，女，50岁。自产后受风寒，一直咳嗽、尿失禁反复不愈。稍一变天就见咳嗽、尿失禁已20余年。久咳伤肾，肾和膀胱互为表里，膀胱之贮尿排尿功能全赖肾气。患者正处于更年期，月经紊乱，心烦失眠，此是肾虚不制相火，相火扰心为患；肢节疼痛是血不养筋。看似一身为病，总不外是固肾潜阳。舌暗老，苔薄。脉沉细涩。

> ▶处方：百合100g，肉桂10g，党参30g，厚朴30g，苍术30g，姜半夏20g，菟丝子50g，狗脊50g，当归20g，威灵仙30g，炒白芍30g，覆盆子30g。

数剂药后，心烦失眠已瘥，肢节疼痛大减。治疗月余，患者因不耐服药而停止治疗。秋冬相交，气温不定，患者往年必定会咳嗽、尿失禁，但此次仅治疗月余时间，亦未见病情反复。

6.产后身痛

产后所见身痛不外气血亏虚，身体筋脉骨节失养，以及寒邪闭阻，阳气不通。所以治疗产后身痛在于补养气血。如有外寒，疏散就可，但一定要及时，且不能太过。

[案] 金华何某，27岁，2009年秋，产后半个月，觉得身体困重，乏力。家人觉得是产后体虚，于是买了一支别直参给何某吃，没想到吃了以后觉得身体发胀疼痛。于是去看中医，用了通泄消食药治疗，药后身体发胀是缓解了，但觉得全身筋脉疼痛，畏寒。又治以十全大补汤，疼痛反而加重。因为恶露还没干净，患者到文荣医院检查，见子宫里没有瘀滞物，经推荐到中医科找笔者治疗。

患者脉浮稍紧，重取无力。舌淡红，苔薄白，腰膝无力。此为产后风寒闭表，因医忌虚，不敢用风药散寒，虽补无效。此患受风寒不严重，但终因体虚无力祛邪外出。如果服人参时加生姜数片，当可起到补虚散寒之效。但只补虚却未散寒，所以服人参后见身体发胀。后医消食导滞，反使阳气下陷，风寒之邪更不能出。服十全大补汤，方中有熟地黄、白芍诸药之收敛，寒邪更不得疏散，所以身体疼痛反而加重。仿参苏饮。

> ▶处方：党参30g，黄芪30g，苏叶20g，白术20g，陈皮20g，菟丝子
> 30g，覆盆子30g，威灵仙15g，当归20g，鸡血藤30g，生姜20g，狗
> 脊30g，杜仲30g，川续断30g，巴戟天30g，黄芩15g。

服药1剂微微汗出，见疼痛大减。再服数剂，一切均安，但人觉得没力气，腰酸。此是气血亏虚，当补养气血为主。

> ▶处方：炒白芍20g，桂枝20g，黄芪50g，党参30g，枸杞子30g，
> 菟丝子30g，覆盆子30g，巴戟天30g，仙鹤草60g，陈皮20g，狗脊
> 30g，杜仲30g，益母草15g。

治疗数日，恶露干净。以此思路补养气血月余而安。

一个产后小小的外寒，亦使人生病难受，前后调治2个月才愈，可见体虚之难治。

7.产后水肿

产后水肿和妊娠水肿大不一样。虽说都是气化不利和气血不和，但妊娠水肿是因为胎儿压迫，使气机不利，多见腑气不通为主，所以妊娠水肿多见下肢水肿，治疗在于健运脾胃，疏通腑气。产后水肿是元气大亏，所以气化不利的程度比妊娠水肿要严重得多。气血不和，多是恶露败血内闭，血水同源，血不利则为水。治疗的重点在于固肾通阳，活血化瘀，使肾气足而能气化，瘀血去则水湿得行。

[案1]某女，产后风寒，加上输液伤阳，使恶露不下，二便不利，小腹胀满，身体疼痛，全身水肿。此为产后元气大虚，无力气化，使水湿内阻。因受风寒，血脉凝滞，所以恶露不下。形成败血和水湿互结为患，

治疗得分消水湿和瘀阻。然病患产后大虚，治以补气温阳为根本，切忌纯用通利，以免更伤元气。

> ▶处方：生黄芪100g，麻黄10g，桂枝20g，茯苓100g，泽泻30g，猪苓30g，生白术50g，炮附子20g，益母草30g，当归30g，厚朴30g，焦三仙各10g。

服药1剂见二便通利，恶露得下，肿退十之二三。终因产后体虚，水湿之邪能载气，虽用大剂补气温阳之药为主，但湿去同时必会伤气阳。于原方去麻黄，渗利药的茯苓、泽泻、猪苓减半，又服2剂。水肿已去大半，再服2剂，水肿去十之七八。此时不能再通利，得以固养为上。

> ▶处方：生黄芪60g，党参30g，厚朴30g，茯苓50g，菟丝子50g，狗脊50g，桂枝15g，益母草30g，当归15g，焦三仙各10g，炮附子10g，炒白芍15g。

本方是一个变通的桂枝汤加味，桂枝汤用炙甘草、大枣于桂枝、白芍中，而笔者取黄芪、党参之甘补，代替炙甘草和大枣，此因江南多湿，用炙甘草和大枣过于滋腻，不利化湿。且黄芪和党参的补益之力远过于炙甘草和大枣。另加菟丝子固养肾气，益母草、当归排恶露，厚朴、焦三仙运中以使气机升降通畅，利于化水湿之邪。

[案2] 许某，女，21岁，东阳人。素患乙肝，平时脾虚湿阻，产后见体困水肿。虽是产后多瘀，然湿邪黏滞缠绵，治疗当以化湿为主，要不瘀阻难化。舌胖，舌尖边偏红，苔厚腻。脉弦浊无力。拟运中化湿、和血

通脉。

> ▶处方：藿香15g，佩兰15g，厚朴30g，生薏苡仁50g，金钱草30g，垂盆草30g，黄芩20g，生黄芪50g，狗脊50g，益母草30g，川芎15g，生姜20g。

服药旬日水肿退，但患者之乙肝痼疾，湿热毒邪久恋不去，是以虽见水肿退后，亦当运中芳化为上，投补益之剂反更生湿热之邪，使水肿反复。应在补益之中辅以化湿。原方去黄芩，加菟丝子50g。

8.产后头痛

有虚有实，虚是气血亏虚，脑失血养；或精血亏虚无力制阳，虚阳上扰。实是瘀阻化热，火热上逆。

[案] 柳某，女，35岁。产后失养，见脾气急躁，半年后开始见左边偏头痛，久治不愈。且头痛越发严重，疼痛时全身无力，每逢熬夜或生气则疼痛不已，此患已有9年。2014年夏末到横店来治疗，见柳某脉沉细弱，稍弦涩。舌淡暗，舌边瘀青，苔薄。此为元气亏虚，死血入络，治疗非一日之功。拟补肾固精、和血通络。

> ▶处方：天南星15g，党参30g，厚朴30g，葛根30g，鸡血藤50g，地龙15g，白僵蚕15g，全蝎10g，蜈蚣2条，枸杞子30g，菟丝子50g，天麻15g。

治疗1个月余，熬夜后头痛比原来大有缓解，脾气也不会像原来那样急躁。但终因疏通太过，不利精血恢复，疼痛见缓解，治疗重点得以固肾养精为主。

> ▶处方：党参30g，厚朴30g，枸杞子30g，炒白芍20g，菟丝子50g，天麻10g，鸡血藤50g，白僵蚕15g，全蝎3g，地龙10g，蜈蚣1条，天南星10g。

此方又治疗近2个月，头痛基本痊愈，熬夜吵架后都不会发作。但终见脉弱，此为元气还没有恢复，此时天气亦转凉，用膏方巩固治疗。

> ▶处方：菟丝子1000g，枸杞子1000g，巴戟天500g，补骨脂500g，泽泻300g，厚朴500g，苍术500g，茯苓500g，怀牛膝300g，蜈蚣30条，白僵蚕300g，全蝎100g，鸡血藤500g，当归500g，鹿角胶250g，龟甲胶250g，别直参300g，红糖1000g，穿山甲（代）200g。

鹿角胶、龟甲胶另烊；别直参、穿山甲（代）研细粉；其他中药用高压煮透，再把药汁浓缩。浓缩后再把红糖、鹿角胶和龟甲胶的烊化浓汁，以及别直参和穿山甲（代）的粉混合在药汁里。再浓缩到黏稠状时，取出放瓶里封装，一次15ml，一天3次，分3个月服用。

膏方服后，柳某的脉象终于有力起来。可见久病体虚之难补，实非一日之功。膏方慢调是一法。

第四讲　小儿疾病

笔记16：儿科病的治疗原则

　　禀赋先天生，脾胃后天成。小儿在母体内时，一切能量都是通过脐带提供，自出血断脐后，就要建立自己的呼吸和消化功能。特别是脾胃的运化问题，更是成了小儿健康的核心关键，所以治疗小儿病重在调养脾胃，没有什么特别的。只要把脾胃调理好了，身体自然健康成长，哪怕有些小毛病也很快就能治好。

　　钱乙的《小儿药证直诀》一书，归纳小儿的生理病理特点为"脏腑柔弱，易虚易实，易寒易热"，建立了儿科五脏辨证体系，提出心主惊、肝主风、脾主困、肺主喘、肾主虚等，成为中医儿科辨证学中最重要的力法。对儿科治则治法，从五脏补虚泻实出发，又注意柔润清养，补运兼施，攻不伤正。他善于化裁古方，根据儿科特点创制新方，制剂以成方为主，切合临床应用。比如现在流行的"六味地黄丸"，就是钱氏把《伤寒杂病论》中的"崔氏肾气丸"（崔氏肾气丸，就是现在中成药的金匮肾气丸）化裁而来。所以治疗儿科病，和治疗大人病是一样的，都是建立在五脏体系，不外是因为小儿五脏全而元气未充，造成疾病的特性易寒易热，易虚易实。常常今天病情还是寒性，等到明天，转变成了热性，这是很常见的事。"小儿稚阳未充、稚阴未长者也"的生理特点，易于感触、易于传变的病理特点，用药上"稍呆则滞、稍重则伤"，所以治疗小儿病，用药上不得太偏，药性要纯和，用药量要少，并且时时观察疾病的变化，病情稍有变化，药方马上随之而变。

所以治疗小儿病，最最重要在于一个"变"字。

明代名医万全，他精通儿科，提出了"预养以培其元，胎养以保其真，蓐养以防其变，鞠养以慎其疾"的"育婴四法"，并且在朱震亨的基础上，系统提出了阳常有余、阴常不足，肝常有余、脾常不足，心常有余、肺常不足、肾常不足。"三有余、四不足"的小儿生理病理学说。他特别重视调理脾胃，并认为"调理之法，不专在医，唯调乳母、节饮食、慎医药，使脾胃无伤，则根本常固矣"。万氏所说的"不专在医，唯调乳母"是很有意义的。母乳是小儿的日常食物，母乳温则小儿温、母乳寒则小儿寒。所以对于哺乳期的小儿病，可以通过母亲服药使小儿得到治疗。

因为小儿的皮肤很薄，利于药物的吸收，所以治疗小儿病，一定要充分利用外治法，比如洗澡时，可用药浴。冬天严寒，用艾叶、苏叶、黄芪补气温经，且能疏散外寒；夏天防暑，或长痱子，可用清热化湿的药来泡澡，比如用金银花、黄芩、连翘、苏叶、苍术等。笔者为了方便，常用煎药机把药煎好，装在袋里，洗澡时在温开水里放两三包药水混合到洗澡水里给宝宝洗澡。宝宝夏天洗澡用的中药不能过于寒凉，因为外治和内治之药性相同（清代吴师机语），如果洗澡的药过于寒凉，会伤宝宝的阳气，反而易使宝宝胃口不开、拉肚子等。所以笔者多会在清热解毒药里加些苏叶、苍术之类的燥湿疏通药，一方面以此类芳香之药以运寒凉药；二是这类药性偏温（但不热），能制约寒凉药的不良反应。对于小儿外治法，薛己的《保婴撮要》、万全的《幼科发挥》《育婴秘诀》《片玉心书》等书都有详细的论述，如有兴趣可以一阅。

不过给宝宝洗澡时，一定要保护好肚脐，切不能见水，要让宝宝的肚脐一直保持干净干燥。

吴鞠通在《温病条辨》曰："其用药也，稍呆则滞，稍重则伤，稍不对证则莫知其乡，捉风捕影，转救转剧，转去转远。"可见小儿病变化迅速，所以治疗上要及时。常见小儿外感发热，傍晚刚发热，体温还是低热，一顿晚饭后，就迅速成为高热。如果治疗时，见疾病刚开始发作，这顿晚饭不吃，及时给小儿治疗，病情就能及时控制。因为小儿体属"稚阴稚阳"，治疗上稍一用药，病情马上发生转变，治疗切勿如吴鞠通所说的"捉风捕影"，一定要胸中有卓见，果断下药治疗，做到快、准、稳，否则容易造成疾病轻病变重，重病转危，现在很多中医不接手小儿病，就是做不到治疗过程中的快、准、稳，心中无底。

胎儿在母体内，一切能量源于母亲，所以治疗胎儿病重点在于固养先天肾气。如果等到宝宝出生后再来固养肾气，为时已晚。所以很多人提到保胎养胎的中医调治，理论上说得头头是道，其实不外是健脾固肾为核心根本。很多妇女到结婚时，可能因多次的流产史，肾气已经大亏，所以养胎保胎更要重视肾气的问题。但补肾药切勿拘泥于熟地黄、枸杞等。补肾要用润药固养，切不能用滋腻损脾胃，所以笔者治疗孕妇的疾病或保胎，总是以菟丝子、覆盆子等药为主，而少用黄精、熟地黄等滋腻药，以免使孕妇脾胃受损，反不利于补肾。如果宝宝在胎儿时肾气就得到有效固养，这样先天之气充足，出生后疾病也就少，哪怕有些许疾病，也很好调治。

宝宝出生后，重点在于调理脾胃。脾胃健运，对吃进去的食物能有效运化（消化吸收），身体才能强健。特别是新生儿，刚离开母体，开始独立生存。五脏六腑，成而未全，全而未壮，机体柔嫩，各项生理功能均未成熟，对外界环境的适应能力较差，需要经过一段时期生理调节，才能逐步适应生存环境，每天睡眠时间长达20小时。所以一定要关注新生儿的睡觉情况，如果睡觉不踏实不安稳，产妇要马上找原因，因为此时小儿的食物是母乳，健康和产妇息息相关，如果产妇见舌苔厚腻的湿阻，乳汁亦湿，就要及时化湿；产妇见心烦不安，宝宝也一样会睡不踏实，直接影响宝宝的成长。

月子满月后，小儿已经有些适应外界的环境，并且生机蓬勃、发育迅速，机体迅速增长需要大量营养物质补充，这样才能满足生长发育的需要。此时虽以乳食为主，但必须按月增添辅食，但小儿脾常不足，运化乏力，哺喂不当，又易造成婴儿腹泻、积滞、腹痛、呕吐等脾胃疾病。所以此时治疗小儿病，一定要时时考虑到脾胃的运化问题，有些积滞就要及时消导。一定要使小儿的五脏元气通畅不滞，脾胃为气机升降的枢纽，稍有积滞，不仅影响脾胃对食物的消化吸收功能，且积滞是有形之邪，最易阻滞气机。小儿体性纯阳，积滞易化热，热邪上扰，还会影响小儿的睡眠，严重的还会见夜啼（小儿半夜哭鼻子）。所以治疗小儿病，一定要时时关注积滞的问题，哪怕没有见到积滞，也可于处方中酌加些麦芽、谷芽、神曲之属，一可运药，以利于所服药物的运化，二可防积。

小儿满月后，有些家长会把宝宝带到室外去玩，但一定要注意气温。因为此时的小儿虽说经过1个月的适应，但对室外多变的气温还是不能一下子适应。小儿脾胃娇嫩，肺脏也很娇嫩，卫外不固，如果抱着小儿到处跑（特别是人多的地方，很易发生感染），很易发生感冒、咳嗽等呼吸系统的疾病。特别是宝宝出生6个月后，由母体获得的免疫能力逐渐减弱，更易受到外界病邪的感染，所以别抱着宝宝到处乱跑。治疗上也一样，一定要重视脾胃的运化功能。因为一切治疗（不论是中医还是西医）都是建立在元气的基础上，元气充足，疾病易治，如果元气亏虚，疾病难治。脾胃为后天之本，气血化生之源，所以治疗呼吸系统的疾病也一样要重视脾胃。比如小儿受寒感冒咳嗽，和中焦脾胃是有很大关系的，不去健运脾胃，仅以宣肺止咳，只会更伤元气。很多小儿感冒后体质马上下降，形成反复感冒或哮喘等疾病，就是很多医生治疗小伤病不重视脾胃的结果。

小儿虽说是纯阳之体，但阳气还是很弱，预防以寒邪为主。因为小儿自出生半年后，大多会咿咿呀呀叫，好动，踢被子。多动则汗出，如果一天下来总是给小儿换衣服，很易着凉，睡觉时踢被子也易受寒。所以，对于半岁以后的小儿，如见背心有汗，可用尿片或柔软的纯棉布贴肉塞于背上，汗被棉布吸掉，取出棉布就可，如果还有汗，可再塞一块棉布。这样可以保证小儿身上的衣服干燥，又免了换衣服带来的受寒。对于小儿踢被子的事，可去裁缝店里定做连衣裤（衣服和被子连为一体的），在胸腹部再加一块布，以保证腹部保暖。小儿的肚腹要暖和，脾胃的运化才能正常，如果腹部受寒，则易患消化不良、腹泻、呕吐等消化系统的疾病。穿上连衣裤，再用厚浴巾横着盖，这样孩子哪怕是滚来滚去，躯干部位也能保暖，四肢又能活动。

小儿1周岁后，多已断奶，经过一年的慢慢适应、转换，此时的小儿又好动，见到东西就抓到嘴里吃，但对脾胃功能较弱的小儿来说，最易形成吐泻、疳证等脾系统的疾病。面对此时的小儿，还是别带着乱跑为好，一是防止乱吃损伤脾胃，二是考虑到呼吸系统疾病的传染。

学龄前的儿童，其疾病不外是虚症为多，所以调理脾胃是重点中的重点，一定要补虚为主，很多医生见病治病，结果是越治越虚，病越治越重，一个小小的感冒治成了哮喘，就是不知补虚之故。

上小学后，不再自由了，容易郁闷。所以对于上学后的儿童来说，一定要考虑到肝气郁结的问题，治疗时可适当加些郁肝解郁的药。

另外此时的孩子好动，一下课就到处跑，不时摔伤。伤后的瘀血积滞不化，生病时，因时邪引动瘀血，变症百出，怪病丛生；运动太过会出汗，汗后受寒感冒是很常见的事，是伤寒。伤寒阳气必受损，再加上抗生素和输液治疗，只会使阳气更是虚上加虚。所以治疗小学生的疾病，外感病一定要考虑到汗出受寒，内伤病要考虑瘀伤。

青春期叛逆，青少年思想上开始成熟，但又不很成熟，有了自己的主见，但因各种压力等，造成很不顺心，肝气郁滞是常理。所以治疗青春期的青少年，一定要考虑到肝气郁结的问题。肝主疏泄，肝气郁结则脾胃受损，如果是女孩，则会见月经不调。所以治疗青春期患儿，大多以疏肝健脾为主。孩子觉得自己长大了，渴望自由，但又没有能力自由，他们更不知道这些不要听家长话的自由后面的代价更大。所以治疗时，家长一定要给孩子进行心理疏导，心病还是要心药医，仅以草药治疗，常难以达到理想的治疗效果。

笔记17：小儿常见病

1.发热

　　小儿发热有很多原因，最常见的是外感发热，但内伤发热也很多，比如气虚发热、食积发热、瘀阻发热、痰湿发热等。治外感发热在于疏散清透，而治内伤发热在于补虚通滞。

　　外感发热，多见高热为主（江南一带多湿，雨季多见湿温病，体温并不高，呈持续反复的低热，病情上有明显的湿症，比如舌苔白腻、大便黏滞不爽、发热时大多并见脖子和头部汗出等）。内伤发热多见虚症，并不是单纯的痰积瘀滞，而是虚实相杂，治疗较为棘手。

　　[案1]杭州方某的女儿6岁半左右，经常感冒发热，并且很急，都是高热。2013年，方某女儿已发热四五天，在医院诊为病毒性感冒，并行输液和对症治疗，体温反复不退。方某一直以为中医是慢郎中，对于急症效果不好，看到女儿实在没法退热，体温已达39.5℃，晚上八点来电话。笔者嘱方某去药店买麻杏止咳糖浆（成分就是《伤寒杂病论》中的麻杏石甘汤）和板蓝根颗粒，用麻杏止咳糖浆20ml，板蓝根颗粒2小包，混合在一起，加白开水100ml，一次服完，每隔1小时服1次。药后1小时，体温降1℃，再服1次药，又退1℃，如此服3次，体温就正常了，次日没再反复发热。又嘱其用小柴胡颗粒1小包，板蓝根颗粒1小包，混合在一起，加白开水100ml冲服，清透余邪。

　　方某觉得用麻杏止咳糖浆和板蓝根颗粒配合治疗高热效果这么神，于是就暗下记住了。过了不久，女儿又见发热，方某又用麻杏止咳糖浆和板蓝根颗粒配合治疗，没想到效果平平，根本退不了热，于是又来电话询问该如果治疗。问知患儿发热不到三四小时，于是嘱方某用麻杏止咳糖浆和夏桑菊颗粒配合治疗，又是很快控制了发热。方某问两次都是高热，为什么头一次用板蓝根颗粒，第二次用夏桑菊颗粒。笔者告诉方某，第一次发热已数日，病邪已入血分，所以用板蓝根清血分之热；而第二次，才发热不久，病还在气分，所以用夏桑菊颗粒进行清透，虽说麻杏止咳糖浆里有麻黄宣透，但一用板蓝根，反使病邪不得外出，所以不效。

病邪入体，病位有气血之分，治疗血分之病，用气分之药，药力不到位；而如果病在气分而用血分之药，也一样治不了病，弄不好反使病邪入里，深伏不出。现在很多人治疗感冒发热，动不动就是大剂清热解毒药或凉血药来治疗，效果平平，反使孩子脾胃伤败，就是没有区别病位的原因。外感病，总要使病邪向外疏透，过用寒凉，冰伏邪气，邪无出路，病自然难好。

2014年，方某女儿又发热，他终于知道中医不是可以通过网络上的小道消息就学会的，也不是了解点皮毛、明白一些概念就能治病。方某女儿的发热，并见咳嗽频频，痰较多，但不易咳出。笔者让方某用麻杏止咳糖浆20ml，半夏糖浆15ml，混合加开水100ml，当开水慢慢饮用，过2小时后再兑一次药水饮用。又是服药两三次，就热退咳止。笔者告诉方某，这是痰阻不畅，所以治疗得化痰止咳和清热一起配合。

过了数月，方某女儿见咽喉疼痛难受，并咽痒而咳，有明显的咽喉疼痛，这是疫毒为患，得清热解毒，于是让方某用板蓝根颗粒2小包，半夏糖浆15ml，混合后加开水200ml，慢慢饮用。再在天突穴处涂点风油精。这样内外合治，半日就见病情好转。

[案2]东阳卢某的儿子，9岁，每当过年过节就会发热，体温不是很高，但到处治疗都没什么效果，得过1个来月才会自己慢慢好掉。2014年夏天，端午节过后十来天，孩子又见发热。卢某带着孩子到横店治疗。见孩子面黄肌瘦，个子亦很矮小，明显的发育不良。笔者诊为食积化热，处方如下。

▶处方：党参15g，黄芪15g，苍术15g，厚朴15g，干姜20g，生大黄10g，焦三仙各10g，当归10g，姜半夏10g，黄芩15g，白茅根30g，连翘15g。

药后孩子见腹泻，热势由此顿挫，服药2剂就热退，从此以后孩子身体发育也很好。

本方用药，寒温并下，特别是用大黄通腑导滞，使积去而气血得以通畅，于是小儿的发育就会很好。

[案3]吴某，金华兰溪人，女儿6岁。不时发热，一发热（38℃）就见角弓反张，口吐白沫，一直为此所苦。2008年诊之，见患儿面色灰暗，舌淡胖，苔滑腻，这是明显的痰湿闭阻，多是平时饮食不注意，伤了脾胃，造成脾虚不化湿造成，治疗得运脾化痰为上。

▶处方：党参10g，黄芪10g，苍术15g，厚朴15g，姜半夏10g，制天南星10g，全蝎3g，白僵蚕10g，茯苓30g，黄芩10g，石菖蒲5g，蜈蚣1条，藿香10g，生薏苡仁30g，干姜5g，川芎5g。另加鲜竹沥口服液，一次10ml，一天3次。

治疗些许时间，吴某女儿发热也不见癫痫了。

后来嘱吴某用健脾化痰的中成药进行日常巩固治疗，2015年夏天得知，吴某的女儿这些年情况都很好，虽一年之中也不时会感冒发热，但都是很快就退热，没再有癫痫发作。

[案4] 何某，女，13岁，上小学五年级，两年来每逢考试或思想压力大时就会发热，到医院去检查，说是自主神经功能紊乱，用刺五加片、谷维素等治疗，没有一点效果。2011年到金华门诊部来治疗，当时见孩子面暗，舌上瘀斑。脉细涩偏弦。月经初潮还没到。

这是明显的瘀血阻滞。血瘀则气亦不通，思则气结，气为血帅，气结则血更瘀，于是就见瘀热发作。治疗得疏通气血为主。

> ▶处方：当归15g，川芎10g，桃仁10g，地龙10g，鸡血藤20g，党参15g，黄芪15g，苍术15g，厚朴10g，香附10g，茯苓30g，姜半夏10g，神曲10g，麦芽20g，柴胡10g，赤芍15g。

复诊时见孩子舌面瘀斑已不明显，嘱其用健脾补气和活血化瘀的中成药巩固治疗，孩子从此考试或压力大时也不再见发热。

[案5] 施某，女，7岁，金华人。自1岁半起就反复感冒发热，一般一次感冒发热半个月，并兼气喘呕吐。开始多以输液治疗，后来觉得效果平平，转于中医治疗。也是多方求医不效。2009年腊月，父亲带孩子到金华诊治。当时见孩子形体偏胖，面及唇色淡。舌淡，舌面上有数道火红的芒刺，苔白腻。此为气阳两虚，气化不利形成的痰湿阻滞，治疗得补气温阳，运化痰湿，切不能因为见孩子发热而乱用养阴药。前医治以养阴消积，泥于成方，是为不效之缘由。

> ▶处方：党参15g，黄芪15g，苍术15g，厚朴15g，茯苓30g，姜半夏10g，黄芩10g，连翘10g，生薏苡仁30g，麻黄2g，杏仁5g，川芎5g，麦芽20g，山楂10g，仙鹤草30g，桑白皮15g。

药后2剂，体温正常，喘息已平。孩子的精神亦为之好转，但胃口不佳。原方加干姜5g，再服3剂，胃口稍转好。此时得用轻药慢调，以养胃气，胃气足则病自愈。

> ▶处方：党参30g，黄芪30g，苍术20g，厚朴20g，茯苓30g，姜半夏15g，黄芩20g，麻黄5g，麦芽20g，山楂20g，沙参30g，干姜20g，肉桂10g，藿香15g，砂仁10g，川芎20g。

上药共研粗粉，每次取10g，入保温杯里加滚开水把中药粉泡开。1小时后倒出药汁，加少许半夏糖浆混合一起，不拘时服用。

1个月后，施某父亲带小孩来拜年，见小孩气色明显好转。因为浙江有正月不吃药的习俗，嘱家长等正月过后，再用药粉方让小孩巩固治疗半年。事情过去六七年，小孩还有数次感冒来找笔者治疗，但都是两三天就好，也没再见气喘之疾，发热更是少见。

此患是因长发热，伤了阳气。输液治疗最伤阳气，对于发热来说是能及时补充体液，但阳气是不能通过输液来补的，而要通过调脾胃，促进食物的消化吸收功能，这样元气才能渐渐充实。治疗此种虚症，切不可急，也不能一见孩子的身体好转就停止治疗。应在平时用轻药慢慢调理，才能使病情从根本上得到扭转。

维持生命的热量来源于食物，于是很多医生见小儿发热，都嘱家长让小儿节食。发热必耗气，气血因为发热的耗损，再不进行补养，不是更虚？此是一定之理，但过食的确会使小儿的发热更严重，这也是临床上常见的事，所以对于小儿发热（特别是外感发热），饮食上的确要做到少食多餐为好，但切不能节食太过，并且治疗上一定要考虑到中焦的运化问题。

2.疳症

疳症，俗称疳积。

疳，指的是小儿严重营养不良，所表现出来的干瘦、面黄等症状。人见干瘦，主要是气血亏虚，脾胃为后天之本，气血化生之源。所以营养不良，不外是脾胃虚弱，气血化生无源。如钱乙的《小儿药证直诀》所说："疳皆脾胃病，亡津液之所作也。"

积，是指气血痰湿等病邪结滞不通之意。小儿五脏全而元气不充，稍有过食则见食积；胃为贮痰之器，食积则胃中有痰；痰积会直接影响气血的运化而生血瘀；痰瘀久滞不化则生热。另外因为小儿平时会乱吃东西，易患寄生虫病，寄生虫会消耗小儿的气血，且虫积会有化热，再进一步消耗气血，所以人见干瘦。

治疗疳症，主要在于调补脾胃，促进后天之源。针对积滞进行疏导，因为小儿的机体娇嫩，有积不能太过攻散，以免更伤气血，只能疏导分消。

[案1] 白某，男，7岁。面色萎暗，形体干瘦，不时口渴，但饮水不多。胃口好，但就是长不胖，注意力不集中，忘事好动。大便干结，三四天一行。舌暗有瘀斑，苔薄。

此为瘀血闭阻为患，治疗当调补脾胃，活血化瘀。

> ▶处方：党参10g，沙参10g，麦冬10g，厚朴6g，当归15g，桃仁10g，生大黄2g，麦芽15g，神曲15g，枳壳6g。

嘱平时揉揉小孩的足三里，晚上睡前，肠胃食物少时，揉揉肚子以利运化。

服药数剂，见大便通畅滑润，肤色转红。治疗1个月余，体重增加了1.5kg多。见舌面瘀斑已退，去桃仁、大黄，因春日天气转暖，阳气升发，加黄芪15g，菟丝子15g。又调治近2个月，身体增高近5cm，体重正常。

此患前医治以健运脾胃，不知疏通气血，所以治疗无效。气血亏虚之人，脉管不充，血行必不畅，治疗时必要疏通气血，以利五脏元气流通。但因为患儿干瘦，活血药不能用燥血的红花之属，而用当归、桃仁润通。气血两虚，升发无力，春天转暖之时，加黄芪补气促升发，菟丝子固肾气，以利小儿增高。

学龄小儿，瘀积颇多。因为小儿天性好动，多会受伤而使血脉瘀积。气血不和，虽食入胃，营养亦不能输送于周身，于是见人干瘦不荣。

[案2] 张某，女，4岁半。形体消瘦，时常感冒，胃纳极差。家长说是因为看到小儿脸上有虫斑，到医院看医生，配了杀虫药。药后见腹泻，于是从此胃口不开，人见消瘦。

小儿多有虫积，用杀虫药后会见神疲无力等气虚症，要及时买些健脾补气的中成药辅助治疗。见小儿舌淡胖，此是气阳两虚有湿滞。前医因拘泥于前人之旧说，谓疳症为津血亏虚，治以补气养阴、消食导滞，而不敢用温阳药。不知阴生阳化，孤阴不长，用药过阴则无阳以化生，气血自难扶补。因见小儿干瘦，很多中医根本没有想到会有痰湿之积阻。痰湿闭阻络脉，气血不畅运，身体组织器官自难得以补养。拟补气温阳、运脾化湿。

> ▶处方：生黄芪10g，党参10g，苍术10g，厚朴5g，茯苓15g，姜半夏10g，陈皮5g，补骨脂15g，菟丝子15g，鸡血藤15g，泽泻5g，焦三仙各3g。

嘱家长在药汁里加少许红糖，一是纠正味道，有利于小儿服用；二是取糖之甘养之性。服药3天，因家长放红糖过多，小儿服后上火，于原方加白茅根15g。药后火退，又去白茅根，嘱家长红糖少放。调治半个月，小儿胃口渐开。嘱用生晒参的参须泡水，冲服小柴胡颗粒，一次1小包，一天2次。又调治1个月余，一切均安。

小儿因五脏娇嫩，药食稍偏则病情为之变化。本案中家长多放红糖，以致湿热内阻，虽方中有茯苓、泽泻，亦难化其湿热，加白茅根之清利才得以祛除湿热之邪。可见小儿身体调治之难，非细心不可。

[案3] 胡某，男，9岁。过年时因过食麻糍而积，次日见大便馊臭，矢气连连。家长不以为意，后见胃口渐弱，时逢外感，以为感冒引起胃口不开。但感冒愈后还是一样纳差，人亦开始消瘦。中医治以补气健脾、消积导滞，效果平平。

2008年，家长带胡某到笔者门诊部诊治。见前医所用之药很对症，一时难住，真的不知道如何下手为治。时值母亲来门诊部，见此笑笑说："我们老家，如果吃积了，把所吃的食物拿来烧烤成焦炭，再泡水喝，积就化了。"胡某家长觉得可行，决定一试。没想到吃了一碗麻糍炭泡的水，胡某排下两粒干硬的粪便，食积自去，身体渐渐康复。

有时想想，民间的治疗实有一定之理，特别是一些在当地久经考验的治疗方法，值得挖掘整理。笔者时常会翻阅《本草纲目》中的"发明"和"附方"两部分内容，的确对技术的提升有帮助。虽说李时珍这些内容也是来自于当时的民间经验，但仔细思考，发现同一药物，可以从不同的角度理解，从而把这些经验收纳到中医的辨证论治之中。

3.感冒

不论是何种感冒，都是肺卫失衡的问题。

肺系统的疾病是小儿的常见病、多发病。小儿的生命力强，调治得当，效果很好。如果调治不当，则成劳损，于是形成久治不愈的哮喘、喘咳等痼疾，严重时久病损肾，损害肾功能而见肾炎。

气温下降，受凉引起的感冒，称为风寒感冒；气温升高，人受热引起的感冒称为风热感冒；空气中有疫毒，疫毒吸入于肺的感冒称为时邪感冒（现在称为病毒性感冒或流行性感冒）。治疗风寒感冒在于疏散风寒，用药以辛温（如麻黄汤等）；治疗风热感冒在于疏散风热，用药以辛凉（如桑菊饮等）；治疗疫毒感冒在于清热解毒，抗击疫毒之邪（如银翘散加清热解毒药）。

可时下治疗小儿感冒，西医最主流的治疗是抗生素加输液，而中医则是以清热解毒药为治。并且很多医者，更是直接把抗生素和清热解毒药画了等号，不论是何种感冒都这样机械套用治疗。对于疫毒，这样的治疗自然效果较好，因为疫毒感冒多见发热迅速，汗出伤津，用输液治疗能及时补充体液（急救津液），但对于风寒感冒，就无异于雪上加霜了。因为风寒感冒是人受寒伤阳造成肺气不宣，阳气不能外通，毛孔郁闭，要用温散药来祛散寒邪，治疗时再输入大量的液体到体内，或口服清热解毒药，只会更伤阳气，使病情更重。于是一个小小的感冒，越治越重，小儿的体质越治越弱，造成反复的感冒难愈。

感冒，邪从外入，治疗时自然是要使邪从外去，哪怕是疫毒感冒，除了清内热和抗疫毒，消毒于内的同时，还要考虑到肺卫的宣肃不利，宣利肺气，以使邪外散。

[案1] 伍某，男，1岁半，金华人。发热无汗，神疲无力，胃口不开。在当地卫生院输液治疗2天，发热不退，转院，诊为肺炎，住院治疗四五天，体温反复。于是儿科请笔者会诊，见伍某热不退，气喘，无汗，四肢不温，胸背发热。此是外寒久闭，内热炽盛。于是在两手少商穴及耳尖处瘀滞的静脉刺血，挤压。先出紫黑色血，挤压数次，出鲜红色血，小儿汗出热退。大火食气，小儿元气不充，又患数日高热，气必虚，加上汗出，气随汗出，更要补气。拟补气运脾、清透郁热。

> ▶处方：党参10g，生石膏15g，苏叶5g，沙参15g，苍术3g，黄芩5g，麻黄1g，杏仁3g。

嘱家长让小儿将中药汁不时少许服用。次日小儿热势未见反复，病愈出院。又嘱家长用白茅根煎水，冲服小柴胡颗粒，一次1小时，一天2次，再调治一两天。

风寒外感，治疗当用宣肺温散；但热邪闭阻不出，就会形成内热外寒证，治疗当散外清内；热邪久闭，不能外散，势必耗气伤津，治疗当以散外清内辅以润养；如果内积之热邪达到一定的程度，冲开腠理毛孔，外寒自去，留下只有内热伤气伤津，治疗当以清养为上。

《伤寒杂病论》中针对寒邪闭表，阳气不通，用麻黄汤（由麻黄、杏仁、桂枝、甘草）温养（桂枝和炙甘草伍用，取辛甘化阳之义。因为寒邪伤人，阳气必损，于是用桂枝辛温扶阳，炙甘草之甘润敛住桂枝的热性以达到辛甘化阳的目的。阳气足，肺才能宣，这是扶内之治）、宣利肺气（麻黄和杏仁宣利肺气，肺主一身之表，外邪伤人，先伤肺卫之表，所以用麻黄和杏仁宣肃肺气，肺气通利才能祛散外邪）以散寒邪；热邪闭阻不出而见内热外寒，则用大青龙汤散外清内；外寒已去，只留下内热伤气伤津，则用白虎加人参汤清热养阴。治疗风寒外感，对《伤寒杂病论》中的麻黄汤、大青龙汤、白虎加人参汤这三个药方针对病情进退转归变化的作用进行分析学习，自能思之过半。

桂枝汤是针对阳虚（阳虚则不固，所以见汗出，麻黄汤证阳不虚，所以不见汗出。因为汗出，所以还要考虑到津伤，于是桂枝汤用了白芍收敛养津。虽说桂枝汤是扶阳养阴之剂，但整个药方还是偏于温性，可知所受的是寒邪）受外寒；小青龙汤针对的是受寒后气化不利而见内生痰湿；五苓散针对的是受寒后气化不利而见膀胱不利之水湿为患；小柴胡汤则针对的是原有脾虚痰阻，又见外寒稍见化热（小柴胡汤中用人参、半夏、甘草、大枣、生姜，大队的补气健脾药，自然是脾虚有痰为患，要不也不会重用半升生半夏。因为见外寒化热，所以用黄芩，此时不用石膏清热，是因为石膏没有燥湿的作用，黄芩有燥湿的作用。因为外寒化热，所以不用桂枝之温，而用生姜之温，因为生姜有温化中焦痰湿的作用。脾胃为后天之本，脾虚之人气血不足，所以不用麻黄之峻猛，而用柴胡辛凉之性伍以生姜，共达散寒之用。气血不足之人，散邪必会伤津伤气，所以用人参、甘草、大枣润养生津，使散邪不伤正）；四逆汤则是针对阳气大伤，无力祛散寒邪外出的急救之方；等等。这些都是受寒后出现的一些变症和兼夹症进行针对性的治疗。对于身体尚可所受外寒的治疗，自不出麻黄汤、大青龙汤、白虎加人参汤的三个层次变化。但临床治疗不一定要拘泥于某药，取其思路就可。如本案患者，病情见外寒内热，但因汗出后气阴两伤,又要防余邪未净,于是用苏叶、麻黄散外寒;因考虑输液还在进行,汗出伤气后会形成运化不利,于是用苏叶、苍术燥湿运中以利水,使输入体内的液体得以运化。这是取其意而不拘泥其药,如果还是拘泥于古人的一方一药,不知变通,自然难以达到理想的治疗效果。

现在很多中医,迷信于某一名医的惊人之语,就盲目机械套用成方治疗,为了吸引患者,整天在网络上留言宣传。如此治学,实不利于中医的发展。

治疗风寒感冒,必从《伤寒杂病论》的思路。

[案2] 秦某,男,9岁。阳春三月,气温突高,见鼻痒流涕,恶寒发热,汗出不止,精神困顿,胃口不开。到医院输液治疗后,热势稍退,寒热往来,不时汗出。因母亲平时关注中医,见小柴胡汤治疗往来寒热,自行买来小柴胡颗粒给儿子服用,并无效果。于是带小孩到横店来治疗,见秦某舌尖绛红有芒刺,舌苔白腻。本来小柴胡汤是对症之药,但制成了颗粒剂后,药里很多糖,反而会生湿。小孩汗出之时气随津伤,气化不利,但一下子输入大量的液体,水湿不能及时运化。小柴胡汤中的炙甘草、大枣之滋腻,本是古人为了救津而用,现在有输液技术,自然不能再用滋腻之药,以免内湿更重。仿小柴胡意。

▶处方:党参15g,苍术15g,厚朴15g,苏叶15g,黄芩20g,姜半夏10g,芦根30g,生姜15g。

药后热退而安。

本案是风热外感,《温病条辨》创桑菊饮治疗。因热邪伤肺,使肺气不利,于是治疗上以桑叶、芦根、薄荷、石膏清透肺热,桔梗、杏仁升降气机、宣肃肺气以利祛邪外出，因热伤津，所以加甘草、知母以养津，使散邪不伤正。吴鞠通是江南人，江南多湿，湿热之邪常见夹毒，故加连翘、菊花清热解毒，且能清透达邪外出。这是古人在当时的社会条件下所创的名方，用于江南一带天气转暖时的风热感冒，效果的确很好。但现在有输液技术，伤津这方面的问题得到很好的解决，所以没有必要再用甘草和知母，以免更伤中焦阳气，不利水湿之运化。治疗时更应该考虑到中焦运化，以使水湿得以运化，这是时代变化的问题，中医治疗亦要有些针对性的变化。当然，对于风热感冒，在没有输液的前提下用桑菊饮的效果还是不错的。

中药的煎法，轻煎则药性升浮，能宣散外邪，久煎则药力沉下入内。桑菊饮治疗外感，切不能久煎，久煎则药力不能升浮散表。应把药浸透，用中小火煎，等到水开后，稍等一两分钟就取出。这样煎的时间短，才能达到散表作用。

[案3] 王某，男，12岁，上体育课后汗出受寒，见恶寒发热无汗，呕吐清水。家长来电话询问。于是教家长取老生姜200g，捣烂后绞生姜水小半碗一次服用。服生姜汁不到半小时，见全身发热，汗出热退，呕吐亦瘥。此为人在运动后毛孔开泄，受寒后，阳气必伤，何况运动之时的耗损，于是造成中焦失运。生姜辛散力很强，一味姜汁就可表里同治。

[案4] 史某，女，一岁。冬天受寒，见高热无汗。家长来电话问治疗之法，因才见发热不久，即用汗解。嘱其用生黄芪、艾叶、苏叶各100g煎汤，给孩子泡澡。泡澡时孩子打了几个喷嚏，汗大出，热退身凉。因考虑汗出伤津耗气，再嘱其用生晒参须适量，滚开水泡水，冲服小柴胡颗粒。

因为小儿皮肤娇嫩，利于药物的渗入，很多疾病可以通过泡澡的方式解决。所以小儿之疾，要重视外治，特别是对于感冒时邪，往往是一澡而愈。

小儿感冒，一定要重视感冒治愈后的调养。很多家长看到小儿感冒好了，要么心疼得不得了，让孩子大吃大喝，想把感冒过程中的损耗一下子补上来；要么不当一回事，觉得反正感冒好了就是。因为小儿的五脏较弱，感冒伤元气，如果病愈后大补，会虚不受补。如果还有些余邪没清，大补会使病情反复（中医学称为食复，比如风热感冒，还有些许余热未清，过补则会反复发热。两年前曾治金华一位湿温患儿，奶奶见病好了，让孩子大吃大喝，于是造成食滞生热，发热马上反复）。如果感冒后，伤了元气不再调补，孩子的抵抗力弱，天气稍有变化之时，又会再次感冒。

调理小儿的身体，不外脾胃。禀赋先天生，脾胃后天成。小儿的先天元气在母亲体内就已决定，但出生后对生命能量的补充，最主要就是靠脾胃对食物的消化吸收，所以一定要重视对脾胃的调补。但是对于脾胃的调补并不是机械套几个健脾胃的成方，而是要重视余邪问题。如有余热没清，调补脾胃之时，一定要考虑到清透余热。诊断是否还有余热，主要看小儿的小便黄不黄，这是一个很关键的依据，如果见尿黄臭味，在健脾补气的基础上，可加些许黄芩、白茅根、芦根等。2013年秋，横店有一小孩子发热数天，输液治疗不好，笔者治疗后控制了体温，嘱家长一定要带孩子来进行巩固治疗，使孩子的体质恢复，并且清透余邪。该小孩子舌偏红，舌中根苔偏厚，这是上焦有热，下焦有湿，故用六君子汤加白茅根、黄芩、桑叶诸药为治。家长觉得很奇怪。其实白茅根是儿科一味很常用的药。小儿服药对药的味道很是挑剔，白茅根味甘性凉，有养阴清透伏热的作用。对于小儿有热，不论虚实，笔者常用之，效果很好。该患儿经前后调治两三个月，直到2015年，体质一直很好，哪怕是有些感冒，亦很快就好了。

另外对于素体虚寒的小儿，感冒愈后要补气温阳，促进脾胃的运化，使气血化生有源，体质才能慢慢改善。

时时调补脾胃，是治疗小儿病的不二法门。

4.咳嗽

咳嗽总是由于肺气不利造成，因为咳嗽常和感冒并见，所以民间常把咳嗽和感冒混为一谈。其实，感冒不见得一定会咳嗽，咳嗽不见得就是感冒。如果咳嗽并见于外感，治疗一定要疏散外邪，使邪从外出，咳嗽才能好；如果是因为食积、痰滞、瘀阻等为患，则不能和外感混为一谈，得补气运中消积滞。因为咳嗽最伤肺气，久咳则肾气也伤，所以治疗咳嗽之要，一定要考虑到后天脾胃的运化问题，先天之气不能速补，但后天脾胃一定要及时运化，使气机运转，积滞得消，后天气血得有化源，此是后天补先天之理。虽有见咳嗽遗尿，或见气喘等动摇肾气根本，治疗也一样得重视脾胃的运化，固肾气也一样要在健运脾胃的基础上进行，切不能乱用固气药。因为小儿纯阳之性，生命力很强，一定要使气血疏通。如果固涩药用之太过，反使病邪不能外除。哪怕没有外感之症的内伤咳嗽，也要慎用涩药。

[案1] 孔某，女，3岁，金华郊区人。前后两年来时常感冒，感冒时发热不严重，但每次都剧烈咳嗽。2009年上半年，患儿经某中医治疗，初用"清热解毒药+止咳药"这个套路，3剂药下去，咳嗽马上就好，但过不了几天，小儿的咳嗽反而加剧。于是在原来的基础上再加石榴皮等收涩药，小儿的咳嗽虽说反复，但药后又是马上见效。笔者总结此人的治疗思路，发现他的套路就是"清热解毒药+止咳药+收敛药"。很多小儿的咳

嗽，经此治疗半个月，变得越加严重。此类患儿治疗起来很是棘手。因为用药过于寒凉，后来又过于收涩，不得不用疏运中焦为核心，常常治疗三五天，咳嗽缓解也不是很明显。

孔某的孩子即是如此，因为过用寒凉和收涩药误治，使病邪不得外散，久咳伤气，要补气运中，稍辅以宣利肺气为治。

> ▶处方：党参10g，厚朴10g，茯苓15g，桑白皮15g，麻黄2g，杏仁5g，黄芩10g，鱼腥草15g，干姜5g，麦芽15g，姜半夏5g，前胡10g。复方鲜竹沥口服液，一次10ml，一天3次。

原来剧烈咳嗽才能咳出一黏黄豆大的胶结之痰，3剂药后，小儿稍咳嗽几下就能咳出痰块，并且咳嗽的频率也为之好转。再服2剂，只是不时咳嗽，痰易外咳。因病邪已去，得考虑补养，拟运脾补气、宣肺止咳。

> ▶处方：党参10g，黄芪10g，厚朴10g，茯苓15g，五味子10g，麻黄2g，杏仁5g，姜半夏5g，前胡10g，桑白皮10g，鱼腥草15g。

以此方治疗近半个月，咳嗽痊愈。嘱其平时用健脾补气的中成药，加少许半夏糖浆进行巩固。

小儿反复外感的咳嗽，很多医生真是望病兴叹，不知如何下手为好。其实小儿病很好治，因为小儿生机勃勃，稍稍调理调理就可，重点在于平时的健运脾胃上做文章。脾胃健运，气血化生有源，小儿的健康自有保障。很多医生治病，眼里只有病，针对疾病进行强行的压制，结果反不理想。

本案患者见剧烈咳嗽，才能咳出一点点胶黏之痰，很像是燥痰，如果用清凉药来化，就治错了。本患前医过用寒凉和收涩，中焦阳气已伤，因为收涩药使痰闭不出，化热才见胶结之痰，而不是病情本来就是燥邪为患，所以切不能用腻润治疗，而是应运中宣肺，使痰外排为治。

[案2] 汤某，男，6岁，稍多食则咳嗽不止，咳嗽数声，随之就是呕吐不已。咳嗽呕吐之后见全身汗出如雨，精神困乏，半天才缓过劲来。治了很多医生，不知为何病。其实是食积而已。患儿食积内滞，气机不畅运，加之多食，脾胃之气不能正常运转。原来积滞早已化热，加上新食之物，两热相加，热气上冲，扰乱肺气，所以咳嗽呕吐。拟运中导滞。

▶处方：党参15g，厚朴15g，枳壳15g，生大黄5g，莱菔子15g，山楂10g，杏仁10g，桃仁10g。

1剂药后，见腹痛，泻下黑粪数枚。此积滞已去，考虑元气亏虚，得补气运中为上。

▶处方：党参10g，黄芪10g，黄芩5g，连翘5g，厚朴10g，杏仁5g，桃仁5g，莱菔子5g，麦芽15g，白术10g，茯苓10g，神曲10g。

以此方治疗十来天，未再见多食后咳嗽呕吐。

对于久积，笔者多用泻下之法以去积滞，如果单纯用消食药，常常难以取效。

5.呕吐

呕吐总是因为胃气上逆为患。

胃主通降，胃不能通降所以才会上逆。所以治疗呕吐，首选是考虑胃的通降问题，胃气下降，呕吐自愈。但从小儿的呕吐来看，多是食、痰、寒、热等邪结于胃，才使胃气不能通降。

[案1] 史某，男，6个月。食则呕吐，中医治以健胃消食不效。2014年夏天来横店治疗，细问下，得知孩子满月后，家长骑摩托车带着去外婆家后始得。

江南的正月还很冷，骑摩托车时，虽说小孩子用衣物包得很好，但母亲总不可能像小孩那样的包得很严实。风寒从外入，于是母寒乳亦寒，小儿食寒乳，致寒滞中焦。这是寒乳之积，治疗当温化。

▶处方：丁香10g，木香10g，肉桂10g。

上三药共研细末，放于棉布肚兜里外缚。缚上半天，就见显效。此后不时缚用，小儿未再见呕吐。

母乳喂养很难，母亲受寒则乳汁也寒，受热则乳汁也热。此患因母亲受寒，婴儿食了寒性之乳汁而成寒积。婴儿五脏娇嫩，脾胃不足，食物稍有不慎则生积滞。前医治疗也用到消积导滞药，但泥于小儿为纯阳之体，不敢用温法，所以虽用消积药，不加用温法，则寒积难消。笔者用三味气雄香烈之药，通过肚兜缚于整个腹部，从而使小儿整个肠胃都得到温煦。寒滞得以温化，从而取效。

小儿护养，腹要温，背要温，脚要温，头要凉。对于很多内寒之邪，的确可以通过外治法进行。小儿皮肤娇嫩，药物很易透进去，外治法经济方便，也易被小儿接受。

[案2] 许某，3岁。因一次严重感冒，住院治疗半个月，后来时常呕

吐，特别是吃饼干、蛋糕等甜食后更严重。输液太过，引起痰湿内滞，影响中焦气机运转，脾不能升清，胃不能通降，所以时常呕吐。脾主运化，甜食生痰生湿，本就痰湿内滞之人，加上甜食之湿滞，中焦之气更不能转运，所以呕吐更加严重，治疗当运中化痰。

> ▶处方：党参10g，黄芪10g，生姜10g，黄芩10g，姜半夏5g，茯苓15g，苍术10g，厚朴15g，藿香5g。

[案3] 田某，女，13岁，12岁月经初潮，自月经初潮起，每逢月经就呕吐不止。见患者面暗体瘦，舌淡，舌尖边又很红，舌中根苔滑腻。脉沉细弦涩。

此为寒湿为患，血水同源，湿重则血行不利，经水亦由之难以下行。女人自建立正常的月经周期起，身体的激素水平就支配着人的健康。排月经之时，阳气随着经水下泄，于是中焦脾胃的阳气就少了，运化不利，于是才会出现呕吐。治疗得在月经期间运中化痰，促进月经外排。月经干净后以补气运中巩固治疗为主。患者来治疗时，月经干净20余天，处于黄体期，用药要温些，一是利于化痰，二是利于排经，除旧生新。

> ▶处方：生黄芪30g，党参20g，生姜30g，姜半夏15g，茯苓30g，苍术20g，厚朴20g，巴戟天15g，益母草30g，川芎10g。

服药1周，月经将行，加红花15g。一直服到月经第3天为止再换方。

药后随月经排出膜样物和血块很多，胃脘为之舒畅而不呕吐。

肾气不固，行经之时活血药不能太过，行经第3天起以补养为主，辅以化湿疏通气血。虽有寒痰，但用药不能过温热，以免伤阴血，不利子宫内膜的生长。

> ▶处方：生黄芪20g，党参20g，生姜10g，姜半夏15g，苍术20g，厚朴20g，菟丝子30g，巴戟天15g，覆盆子30g，益母草15g，黄芩10g。

以此方治疗20余天，再加大活血药和温阳化湿药，以利月经外排，如此治疗三四个月，患者自2010年到现在，身体一直很健康，月经期间再没出现过呕吐。

[案4] 曹某，男，11岁。每逢考试或紧张则呕吐。因学业压力较大，思想压力已很大，加上家长所给的压力，肝气郁结是常有的事。

肝主疏泄，肝气一郁结，人的阳气就不能正常升发，于是脾无阳可用，运化失司，见小儿脉弦舌红，自是肝郁有火可知。拟清肝运脾、和胃化湿。

> ▶处方：党参20g，柴胡15g，黄芩20g，姜半夏20g，生姜20g，炒白芍15g，厚朴15g，枳壳15g，连翘10g，麦冬30g，当归15g。

本方治疗10余天，小孩已不紧张呕吐。但嘱家长，平时孩子考试，可在考试前服用小柴胡颗粒和逍遥丸。每次1小包小柴胡颗粒，15粒逍遥丸，一天2次。

6.手足口病

手足口病是一个新病名，从症状上来看，不外是手、足、口腔发生疱疹，同时并见纳差、恶心、口痛、呕吐、腹泻等。不外是湿温而已。

脾开窍于口，主四肢，主湿。手足口病是外来疫毒之邪，先犯肺卫，所以治疗手足口病不外是从湿热毒来考虑，病位总在脾肺。

外来之邪，总要使邪从外散；湿热之毒内结，务使湿热分消。这是治疗手足口病的大要，但重点以运脾宣肺为本。湿重于热则重点在于化湿，热重于湿则治疗重点在于清热。

[案1] 杭州方君女儿，9岁，2016年5月患手足口病，见高热不退已两三天，口中疱疹严重疼痛，不能吃东西。当时方君正好来余杭看病，说起她女儿的情况。这是热重于湿，治疗当使内邪外散，因为内热之邪已成结，所以得内外分消。

散外邪用中药泡澡，使毛孔腠理开泄，汗出以消湿热之邪。治内在结热，得用清法和下法，笔者选用黄连上清片。

外治方：黄芪100g，苏叶50g，黄芩50g。

上三药煎汤泡澡，嘱方君一定要使小孩泡得全身汗出透为止。湿邪内陷化热生毒，一定要重视湿邪的问题，因为湿性黏滞缠绵，裹结于内最易敛邪，泡澡汗出，以使湿邪从汗解，同时使内陷之结热得以向外疏散（火郁发之）。

黄连上清片，这是常用的中成药，主要由清热解毒药和疏散药相伍，有大黄的成分，如果服量大些，会有泻下的作用。嘱患儿一次服4片，当天服2～3次。

通过外治泡澡，内治清泄，使湿热之邪快速分消。泡澡一次，汗出很透，服药后不到2小时，小儿见腹泻。后来当天夜里8时许，见热退身凉。

邪已去大半，但要考虑余邪未清和身体元气的康复问题，嘱方君再给女儿用小柴胡颗粒、板蓝根颗粒各1小包，以开水冲服。小孩发热没再反复，隔日小儿口腔不再疼痛，开口索食。

此案是热重于湿，并且内热已结成毒，结毒炽盛，所以外用泡澡以散热外出，内用黄连上清片以直折火势，内外双解，以使热邪速去。因手足口病是湿热互结之病，治热一定要考虑到分消湿邪，如果单纯用清热解毒药，反使热邪郁结不散，病反不能愈。很多中医治疗热病，一路的清热解毒，药后病情稍好，过不了几天，病情反复或更严重，就是因为少了疏散和针对湿邪的分消。本案小儿因口腔疱疹疼痛不已，难以服药，所以采用泡澡之汗法，使湿从汗解。并且发汗还能散热透邪外出。

[案2] 患儿，男，12岁，患手足口病，体温38℃，在医院输液治疗无寸功。家长带孩子到金华来治疗。见其四肢和口部大量水疱，精神不振，身体困重，舌胖苔滑腻。此为湿困脾。脾主四肢、主升清，湿阻则清阳不能通于四肢，于是见四肢无力；清阳不升则见神疲。此时切不能补，而应利小便以通阳外出，这才是治病之要。原来西医用输液治疗，反使阳气更伤，水湿更重，所以越治越重。

▶处方：麻黄3g，生姜10g，苍术20g，厚朴20g，茯苓30g，木通10g，泽泻10g，生薏苡仁30g，杏仁5g，黄芩10g，连翘10g，姜半夏5g。

1剂药见热势稍退，治疗数日，水疱消退大半，孩子的精神亦大见好转，此为阳气外通之表现。因为家长见孩子多日胃口不好，于是买了很多好吃的给孩子吃，次日水疱又反复，且体温上升，高达39℃。小儿湿温为患，脾胃运化不利，饮食上本要清淡以助通利，今反过食滋腻，湿邪又加重，因为食热内郁，于是体温上升。原方不变，用苏叶、黄芩各100g，煎水泡澡，以使汗透，通过汗出散热祛湿。

　　泡澡后热退身凉，但患儿觉得没有什么精神。此时是汗出伤气，本要在清利之中加党参之属以补之，但家长觉得病后没力气很正常，见热势已解，也不当一回事，不再来治疗。但要知湿邪为患，最是难治，何况浙江多湿之地，虽见病势好转，一定要使余邪尽去才能安养。于是过了三五天，病情又反复。见小儿水疱严重，体温不高，有些许低热。治疗还得以运脾宣肺、运化湿邪，务使邪尽。幸好此时家长总算能配合治疗，对本病亦有所理解。

> ▶处方：麻黄3g，生姜10g，苍术20g，厚朴20g，茯苓30g，木通10g，泽泻20g，生薏苡仁30g，滑石15g，黄芩10g，连翘10g，姜半夏5g。

　　治疗数日出院，因考虑到湿邪黏滞难化，嘱家长回家后给患儿煮生薏苡仁汤服用，以使余邪得化尽。每天用生薏苡仁100g，生姜20g，煮汤当开水喝。过了1周，孩子已无大碍，拟补气健脾为治，以使身体康复。

　　手足口病，湿重实难治，特别有时发病之时刚好处于梅雨季节，天天阴雨连绵，所以治疗湿邪为患，切务急于求效，一定要有一个过程。并且在治疗过程中，饮食方面，对于甜食类或糯米团等不易消化的黏腻食物尽可能不要食用，以免内湿更重。

　　治疗湿重的手足口病，用药不能过于阴寒，一定要考虑到温化阴湿之邪。所以温运中焦是治疗湿邪的重点，切不能因为一个名词术语就乱用清热解毒药，谓之治疗。湿邪本就易伤阳气，再用清热解毒药治疗，阳气更伤，湿更不得化。另外还要宣利肺气，使邪有出路，如有化热之表现，稍

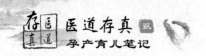
加些许清热药就可。

7.腹泻

人体健康在于气机升降出入的平衡，治病之要在于调气，不足补之，郁滞通之，下陷升之，上逆降之。呕吐是气机上逆的表现，而泻泄则是气机下陷的表现。脾胃是气机升降的枢纽，治疗呕吐在于健运中焦的基础上加用消导降气，治疗腹泻则健运中焦加用升提气机。

小儿腹泻，主要见寒、热、湿、食积、气滞为主。寒主沉降，受寒则气机郁闭不升，如果寒邪伤中，则脾气升发之性为之抑制，所以出现腹泻。因为受寒，所以大便不臭，便质清稀；热主升浮，热气总是向上升发，但热要向外升，得有足够的元气为基础。人体元气充足，受热则气上浮而见上火，如果元气亏虚，气机下陷不能升发，有邪热内结，则热邪就会下陷，所以见肛门烧灼感的腹泻，是邪火下流之症。因热能腐食，所以热邪郁结的腹泻大便是恶臭的；湿为阴邪，性下行，湿泻是见大便黏滞样的泻。因湿性黏滞缠绵，性沉重，所以泻下会有肛门下坠感，这种肛门下坠感，中医学称为"后重"，后是后面的意思，重是下坠感，于是古人说"有一分后重就有一分湿"，这是湿泻的一个特点。但是小儿在小时还不会说话，还不能明确表达肛门下坠感，于是要看舌苔，如果见舌苔滑腻，必是有湿，治疗就一定要考虑到化湿。湿泻分寒湿和湿热，治疗上一定要分消，如是寒湿则用温化，湿热则用清利折火。食积是指食物久滞于胃肠不能通降，食物积滞会化热，所以食积腹泻多见口中有酸臭味，并且大便也是酸臭味。所以鉴别小儿腹泻，只要从大便的气味上分辨就很好区别。治疗上寒则热之，热则寒之，积则消导之。

气滞腹泻，多在学龄前四五岁以后才会有。小儿在3岁前都是无忧无虑的生活，根本不会有肝气郁滞；上幼儿园后，生活上受到很大的约束，才开始见肝郁气滞；到了上小学，因为家长的望子成龙，加上学习压力，孩子们常处于高度的紧张中，很容易郁气郁结。所以对于上学后的孩子，一定要考虑肝气郁结的问题。

气滞则胀，气滞腹泻，腹部会有攻胀痛感，腹泻时多是矢气和大便一起排出，有的先见腹痛，痛后才泻，这种痛泻是肝气郁结的一个较典型症状（当然痛泻不仅仅见于肝气郁滞，如受寒、热结等也会出现，只是肝气郁滞者较多，所以现在很多中医，一见痛泻就用"痛泻要方"，效果却往往并不明显）。另外，还会并见胸闷胁胀，有的孩子会感觉胸口有什么东西塞着一样的不舒服，这就是气滞。治疗气滞的腹泻得疏肝理气，但气滞的同时还常会合邪，临床治疗得细细区别。

[案1] 张某，女，3岁。去湖边玩受寒腹痛，痛后见腹泻。医生见小孩先痛后泻，治以疏肝通气，不效。笔者用中成药"丁桂儿脐贴"，贴在小儿肚脐上，不到半天就愈。

[案2] 罗某，男，11岁，上体育课汗出受寒，见水泻不止，某中医治以收敛止泻，药后泻止，但过三五天后，又见腹泻，大便恶臭难闻，中医又治以"葛根芩连汤"等清热药，不效。家长带小孩到金华来治疗。见罗某舌淡胖，苔厚腻，偏黄，舌尖红。这是湿邪有化热之象，治疗当温化湿邪，稍辅以清利。

▶处方：黄芪15g，苏叶15g，茯苓50g，厚朴15g，黄芩15g，姜半夏10g，干姜10g，滑石20g，仙鹤草30g。

一剂见热退泻止。家人略懂中医，见处方中只有一味黄芩清火，对于药后热退神速觉得奇怪。笔者解说：孩子本来受寒伤阳，造成气化不利而内生湿邪，治疗只要用参苏饮加些燥湿药就行，而前医反治以收敛涩肠，于是内湿不能化，郁滞生热才见热象，因见化热，又治以清热药，使小孩的阳气更伤，湿邪更不得化，所以不效。这热是因湿引起，所以治疗重点在于化湿，湿去则热随之而去，所以一剂就见热退泻止。方中的仙鹤草虽说也是收涩药，但和石榴皮等止泻药大不一样，收涩中还有疏透之性，本方重用仙鹤草，是取其和黄芪伍用固涩元气之效。因泻下影响气机，所以用黄芪、苏叶升发气机。

[案3] 金某，女，7岁，因吃烧烤见腹痛腹泻，医院诊为肠炎，用抗生素输液治疗。治疗3天，腹痛腹泻得以好转，但三五天后又见腹泻，于是转中医治疗，用黄连、黄柏、白头翁等药，泻下更重，又治以收敛止泻药，见小孩腹胀不食。此案其实开始治疗很简单，吃些黄连上清片就可以，因热结于肠胃之中，通导一下就行，没有必要输液。小儿五脏功能弱，一输液则气化不利而内生痰湿，于是数天后又见腹泻。原来因食烧烤的腹泻是热结，输液后的腹泻是湿邪。治疗输液后的湿邪腹泻，用运中化湿稍加些许黄芩就可，根据肠炎而反用清热解毒更伤阳气，于是见腹泻更严重。拟温阳补气、运中化湿。

▶处方：黄芪15g，干姜10g，吴茱萸3g，半夏10g，苍术15g，厚朴10g，黄芩10g，补骨脂15g，炒山药15g，当归5g，苏叶10g。

[案4] 朋友儿子，10岁，因考试成绩不好，被训几句，见腹痛泻，并且不时恶寒。来电话询问治疗药方，嘱其服中成药"小柴胡颗粒"，一次3小包，一天两三次。服药不到2小时，痛泻即止，恶寒感亦消失。此为肝气郁滞不疏，因郁之初，治疗当用升发药，促进气机的升发就可；如果

郁久些时日，气机开始不通，则要加用理气药。很多中医常把疏肝、理气混为一谈，其实疏肝是用升散药，促进气机的升发，以使阳气上升；而理气则是用理气药通气。本案患儿因初郁，所以用小柴胡疏发肝气就可，没有必要用理气药。至于不时见恶寒感，这不是外感病，而是因为气机内郁，阳气不能外达，故用小柴胡颗粒，肝气得以疏发，阳气外达，于是恶寒感也就随之消失。

[案5] 朋友女儿，11岁，盛夏天气，过食水果，见腹泻腹痛。嘱其服中成药"午时茶颗粒"，一次3小包，药后半小时再洗热水澡，使汗出则腹痛腹泻可愈。朋友一试就灵，好奇地问为什么这么简单。

夏天热则阳气外浮，于是内阴就重，加之过食水果，中焦脾胃寒而不得健运，于是泻下。午时茶颗粒能运中散寒，消积导滞，对于内有寒积、外有表证的情况效果很好。孩子虽没有见表证，但考虑到肺和大肠互为表里，肺气宣发，阳气才能升发，阳气一升发则脾胃得以健运。因午时茶颗粒宣肺效果不明显，于是再配合洗热水澡开宣肺气，以止泻。

8.性早熟

性早熟使很多家长头痛，很多医生对此也没有什么有效的治疗方法。其实内火太过，阳气过度升发，才是性早熟的根本原因。

内火太过的原因，主要是两方面，一是饮食太过，二是情绪久郁。

生命活动的能量来源于食物，如果大吃大喝，则会使体内积热太过。小儿体质纯阳，生机勃勃，只要适当的营养就可。但现在很多家长生怕孩子长得慢，天天大鱼大肉的给孩子吃，于是造成孩子体内积热太过。家长对孩子一方面是溺爱有加，另一方面则是望子成龙心切，恨不得孩子是天下第一，孩子因各种压力而情绪压抑，中医学称为肝气郁结，气机不通则会化热（中医学称为肝郁化火）。肾主生殖，人的生长发育全赖肾气，热主升浮，内热太过则扰动肾中元气，于是就见性早熟。

[案1] 叶某，男，8岁，性早熟，父亲带孩子到儿童医院看，没效果。因为家里经济条件好，孩子饮食上一直都很好，所以长得快。这是饮食引起的积热太过，当清胃消导，以使阳气归肾。

▶处方：生地黄15g，白茅根30g，厚朴10g，山楂10g，神曲10g，生大黄2g，巴戟天5g，泽泻15g，丹参15g。

治疗1个月余，小孩原来肥肥的样子，见消瘦不少。上方加减治疗近3个月，孩子的体重回归正常，第二性征也见消失。

[案2] 汤某，女，9岁，因家人对她寄以很大的希望，2周岁不到就上幼儿园，并且一直严格要求学习成绩，双休日都在上补习班。小学二年级就见乳房开始发育，长阴毛。家长着急，带着孩子到处求医。2013年家长带孩子到横店来治疗，见孩子郁郁寡欢，脉象弦细偏数，舌嫩而舌尖有芒刺。此为肝郁化火，治疗得疏肝解郁、清透郁热。

▶处方：柴胡10g，香附10g，炒白芍15g，牡丹皮10g，益母草15g，党参15g，厚朴15g，干姜5g，黄芩15g，白茅根20g，姜半夏10g，神曲10g。

9.夜啼

夜啼，就是指小儿夜里哭鼻子，说白了，就是小儿失眠。

因为夜里不能好好睡觉，想睡睡不着，或者睡着时醒来，都很不舒服，小儿不会表达，所以用哭的方式告诉大人。病情有虚有实，虚是气血两虚，心失所养造成心神不宁；或先天肾气不足，加上后天失养，虚火上扰。实证方面，主要是痰湿阻滞中焦，胃不和则不眠，胃为贮痰之器，如果小儿喂养不当，内生痰浊，上浮之阳气不能下潜，也会引起夜啼。要么小儿胃中积热，热邪上扰。

[案1] 某男，1个半月。夜啼已有四五天，全家人都为此所苦。细问下，原来母亲坐月子吃得清淡，觉得月子期满，对饮食上不加以注意，因肚饥吃了几片饼干。患儿母亲原有内热，饼干干燥，入胃后则易生湿热。因母亲体内湿热结滞，于是小儿食母乳后也生内热。遂嘱其用10g白茅根煮水，加牛磺酸颗粒0.4g，喂给小儿吃。母亲亦同时调治，以改变乳汁之性。见母亲舌苔黄腻，脉沉浊偏涩，此为湿热郁阻，治以运中化湿、清透伏热。

> ▶处方：菟丝子30g，狗脊30g，泽泻20g，茯苓50g，党参20g，厚朴20g，白茅根50g，黄芩20g，干姜5g，姜半夏15g，益母草20g。

母子经过同时调治，当天夜里，小孩就不再夜啼。其中有两味药很重要，一是牛磺酸颗粒，一是白茅根。

牛磺酸颗粒在市面上的药品说明书里写的是针对感冒初期发热，其实牛磺酸是人体健康必不可少的一种营养素。有强肝利胆、保护视网膜、保护心肌、抗氧化、促进免疫功能、促进脂类消化吸收、促进婴幼儿脑组织和智力发育、改善记忆等功能。笔者用于临床，发现牛磺酸有很好的镇静作用，小儿见烦躁夜啼，服后效果很好。并且牛磺酸味道好，小儿都会接受。如果没有进行母乳喂养的孩子，可以把牛磺酸混于牛奶中服用。

白茅根，性凉味甘，药性很纯和，小时常去田埂挖来生吃，甘甜可口，吃很多也没有寒凉败胃的不良反应，对于脾胃偏弱的小儿来说很是适合。笔者见小儿上火夜啼，都会用到白茅根。

有人说用蝉蜕治疗夜啼的效果好，但笔者从临床应用来看，牛磺酸的效果和白茅根的效果要比蝉蜕好。

[案2] 史某，女，4个月。早产42天，在医院育婴箱里好长时间才出院。早产儿多见先天不足，后天喂养更要注意，特别是脾胃的运化方面。此患儿自出院后，时常受惊样，夜里啼哭不已，这是气血不足，治疗当大补气血。因为母亲还在哺乳期，故采用给母亲大补气血，提高乳汁的营养，以此来达到给小儿补养的目的。母亲原来患习惯性流产，肾气一直亏虚，产后腰背酸痛，气温稍变则感冒。舌淡胖，苔稍腻。脉沉弱无力。

▶处方：生晒参20g，黄芪60g，苍术30g，厚朴30g，菟丝子50g，狗脊50g，巴戟天20g，泽泻15g，炒白芍20g，当归15g，姜半夏20g，枸杞子20g。

母亲治疗数天，腰背酸痛大见好转，小儿平时的受惊样也大见好转，夜啼的时间也开始缩短。治疗半月余，小儿不再夜啼，母亲夜里得到较好的休息，加上中药的大补气血，体质亦渐渐康复。

[案3] 吴某，女，半个月，夜里不眠而哭。母亲身体浮胖，脉象弦数，舌苔厚腻，这是母亲有湿热，引起乳汁湿热。因为产后半个月，一定要考虑恶露和身体元气亏虚的问题，拟补气和血、引火归原。

▶处方：党参30g，苍术30g，厚朴20g，茯苓50g，泽泻20g，怀牛膝20g，炒白芍20g，白僵蚕20g，当归15g，益母草20g，菟丝子30g，肉桂3g，黄芩20g，连翘20g，桑叶30g，姜半夏20g。

这是元气亏虚，无力运化水湿，水湿内阻化热上扰心神。治疗的重点在于补养气血，引火归原，而不能过用寒凉药。黄芩清肺，连翘清心，上焦之火得清，则气自下降；白芍敛肝，僵蚕平肝，肝气得平，则肾火不会上扰；再加牛膝、泽泻清泻相火。这样三焦之火得以清降，心神自宁。党参、苍术、厚朴、茯苓、半夏调运中焦，使上浮之火下潜的通路得以畅通不滞。菟丝子固肾，加少许肉桂以纳阳；当归、益母草调通血脉。

此药让母亲服用，可通过乳汁让小儿宁静。

笔记18：小儿调理

1.新生儿调理

小儿自离开母体后，要重新建立自己的消化和呼吸系统功能，所以新生儿的体质很弱，此时母亲因为生孩子元气大亏需要补养，而小儿刚出生，也一样需要有一个相对稳定的生活环境。这就是中国传统所说的"坐月子"。

先天禀赋在娘胎里就定了，出生后最重要的莫过于对后天脾胃的调养，促进食物的消化吸收。脾胃好了，后天的气血生化有源，宝宝的身体才能健康成长。但这时宝宝的食物主要是母乳，所以母亲的身体情况就和宝宝的健康息息相关。哺乳期的宝宝，有一些小小毛病，没有必要让宝宝吃药，只要通过对母亲的身体调理就可以。通过调理母亲的身体，改变乳汁的性能，从而达到间接调理宝宝身体的目的，这是内调之法。宝宝要洗澡，也可以通过药浴的方式达到治疗的目的，因为宝宝的皮肤很薄，洗澡时，药物能很好吸收，所以一定要充分利用外治法。

产后妇女，不论是顺产还是剖宫产，都一定要考虑感染的问题。如果母亲感染，血就会有热毒，此时宝宝吃了母亲的奶，就会显得心烦不眠，所以月子里的妈妈，一定要时时考虑到感染问题，食物选择以平性为主，热性的少吃。另外还要考虑到乳汁的通畅，如果乳汁不畅，宝宝没奶吃，用其他食物代替母乳，营养总会差得多。所以月子里用药要考虑元气亏虚的问题、恶露外排的问题、感染热毒的问题、受寒的问题、乳汁通畅的问题，要做到清凉不败胃、补养不滋腻、散寒不燥血、通乳不伤正的目的。所以，此时母亲有疾患，一定要及时调治，这不仅仅影响女人下半辈子的健康，还会影响宝宝的健康。

笔者当年在金华文荣医院创办中医科之初，以妇科立足，对于产后女人的调养较多，经过多年的实践，总结一方，用于产后调养身体效果理想。

> ▶常用调养方：生黄芪50g，党参30g，苍术30g，厚朴20g，枳壳20g，当归15g，益母草30g，菟丝子50g，狗脊30g，杜仲30g，败酱草50g，荆芥15g。

方解：黄芪、党参、苍术、厚朴、枳壳补气运脾；黄芪、党参、荆芥补气祛风，以防产时所受之风邪，加苍术则为一个变通的"玉屏风散"，可以防外感；厚朴、枳壳、当归宽中润肠以防便秘，产后气血亏虚，肠失润养则易患便秘，如果便秘则积热生毒，最不利于产时所引起的创口愈合，宝宝吃了有积热的母乳，也会上火；当归、益母草和血通脉，有利于恶露外排，产后的恶露一定要及时外排，旧血去才能生新血，如果恶露闭阻则会化热生毒，人会见发高热的危症，但因为产后元气大虚，活血药又不能过用，所以只用当归、益母草这些药性纯和的为好；益母草、败酱草、荆芥活血解毒，以防创口感染；菟丝子、狗脊、杜仲固肾养精壮骨，因为产后元气大亏，还要喂奶养孩子，此时是女人一生中最劳累的时候，如果此时因为抱孩子过累伤腰，可能会引起一辈子的腰酸背痛，所以一定要考虑到固肾壮骨。

加减：见热毒去黄芪，加黄芩20g，连翘20g；乳汁不通加地龙20g；

水肿加茯苓50g，泽泻20g；心烦失眠，去黄芪，加炒白芍20g，僵蚕20g；便秘加麻仁30g，杏仁15g。

> ▶冬季小儿洗澡防寒方：生黄芪100g，艾叶100g，苏叶50g。

将药煎汁给小儿擦身体，本方黄芪补气固表，苏叶祛散风寒，艾叶温经防寒，三药一温、一补、一散，共奏益气固表、温经散寒的作用。如没受寒可以防寒，如些许轻微的风寒外感，也多能一澡而愈。

夏季多湿多热，小儿因为皮肤娇嫩，很易长痱子，用药以清凉止痒为上。因为小儿元气不充，五脏娇嫩，用药又不能过寒凉。

> ▶小儿夏季洗澡方：金银花50g，生甘草30g，荆芥30g，苍术50g。

金银花、生甘草清热解毒，荆芥散风止痒，三药相伍，能很好地清散风热毒邪；苍术燥湿散邪。本方用于小儿夏季洗澡，对痱子的效果不错，如果见痱子红热发痒严重，可再加黄芩30g。

这两个外用药方，产妇汗出后用于擦身体，也很合适。

2.婴幼儿调理

小儿自产后1个多月的适应，身体的功能开始适应外界的环境，家长也会不时把宝宝抱到室外走走，但此时宝宝的肺功能还弱，卫外能力不足，很易受风感冒；另外宝宝因为随着身体长大，单纯靠母乳也不足以充饥，要添加辅食，所以也易患肠胃系统的疾病。但脾胃为后天之本，气血化生之源，调理小儿的根本在于调理脾胃。只要脾胃健运，则气血自足，肺的卫外功能也会逐渐提高。

虽说肺的卫外功能源于脾胃的能量摄入，但肺主卫外，调治时还要看宝宝是以肺系虚为主，还是以脾系虚为主。如果是肺系虚为主，则在调脾胃的基础上酌加些宣利肺气的药；如果仅见脾系虚，则着重考虑脾胃的健运。但因为小儿脾胃病的发生和气候的变化关系很大，所以治疗时也一样要考虑到外邪的存在，比如受寒后宝宝会拉肚子，治疗时就要加苏叶等疏风之药。因为宝宝的脾胃虚弱，易生积滞，所以给宝宝调理脾胃时，一定要酌加些消食药，比如麦芽、谷芽等；因为宝宝的五脏元气不足，消导药以药性纯和为上，如莱菔子这类药性偏猛的消导药最好不用，以免伤元气。

▶日常调理方：党参10g，苍术5g，厚朴5g，麦芽10g，谷芽10g，黄芪10g，白茅根10g，半夏3g。

胃以润为降，但现在生活条件好了，加上有输液技术，现在小儿阴虚的少见，气虚有湿的多见，特别是一些经常呕吐和腹泻的小儿，十之八九都是气虚湿阻。但考虑小儿易食滞化热，可于补气之中加一味白茅根清透。古方多用连翘，但口感不好。小儿对于味道很是挑剔，所以一定要考虑到药物的口感问题。要做到效果好，味道好，这样适合推广。本方的用药，煎出的药液很是清淡，小儿多能接受。

加减：有湿加茯苓10g；见痰湿阻肺，时常咳嗽，加茯苓10g，桑白皮5g，麻黄1g；遇寒则腹泻，加补骨脂10g，炒山药10g。外用丁桂儿脐贴脐疗；夜啼是小儿失眠，多为有火，去黄芪之浮热，加白僵蚕5g，白茅根10g，再在煎好的药汁里加0.4g牛磺酸颗粒；便秘，煎好的药汁里加牛磺酸颗粒0.8g。

小儿五脏全而元气不充，用药量一定要轻，味要清。轻清之用药，是治疗小儿疾病的要义。用药过重，反伤身体。切记。治疗时要考虑痰湿和积滞，还有痰湿积滞的化热问题。

风寒感冒

▶处方：党参10g，黄芪10g，苏叶15g，茯苓15g，厚朴5g，苍术5g，半夏3g，麦芽10g，谷芽10g。

小儿五脏元气未充，肺卫外不足，常易受寒外感，治疗一定要时时考虑元气问题，切不能过汗，以免伤正。所以要以补气健脾为基础，使汗源足，散外邪只用一味苏叶。因为小儿稚阳之体，一受寒则阳气易伤而生积滞，所以治疗风寒外感，一样要考虑到食积问题。如果受寒较重，也一样不能过用发散，可用洗澡外治，用黄芪、艾叶、苏叶等药煎汤洗澡。如果内服药的发散太过，常会引起汗出太过而伤正气。现在很多中医过分迷信《伤寒论》，只知道机械套用《伤寒论》中的药方治病，对于小儿病的治疗，还要关注后世医家的一些心得。方中用茯苓，在于去湿。因为受寒后，气化不利，多会生湿，湿去则通阳。特别是江南多湿，小儿外感多在春秋两季，这两个季节多雨，更要考虑到受寒后的湿邪问题。湿性黏滞，易敛邪，不利于寒邪外散，治疗时一定要使湿和寒分消。

本方用药量看起来较大，但一次服药量可以减少，以少量多次服用为宜。比如把药汁煎好以后，先服1/3，不效再服1/3。对于这种服药方法，《伤寒论》里写得很详细，可以借鉴。

受寒见咳嗽，加麻黄2g，杏仁5g，桑白皮10g；如风寒化热，加麻黄2g，生石膏15g，鱼腥草15g。因为小儿之疾变化很快，所以哪怕是风寒化热，也一样要考虑到郁热生毒的问题，所以要用鱼腥草，以清肺排痰。很多小儿虽是风寒外感，但一见发热，在很短时间里会转变成高热，四肢逆冷，体温很高，此时一定要重用鱼腥草清肺之热毒，切勿泥于伤寒不能清，要不会转变为肺炎；见腹泻则加仙鹤草15g，补骨脂15g。

风热感冒

治疗要轻宣肺之郁热，因为风热之邪易转化为高热，所以一见发热就要急急清透。并且风热易化毒，所以治疗小儿风寒外感一定要及时应用清热毒的药，以防传变。

▶处方：桑叶10g，金银花10g，连翘10g，芦根15g，杏仁5g，黄芩5g，鱼腥草15g，厚朴5g，党参5g，苍术5g。

如见咽喉疼痛，可用板蓝根颗粒三五包，加少许凉开水化开，用一张面巾纸把药汁吸干，外敷于咽喉处。内服药方面，清热解毒药不能过用，易反伤脾胃。反正治疗小儿病，一定要充分利用外治法，内外结合治疗，能明显提高疗效，又能降低不良反应。

3.学龄儿调理

读书是一件很累的事，小儿上学后，面临多方面的压力，肝郁是一大问题。因为此时期的小儿天生好动，跌倒碰伤等时有发生。所以治疗上学后的小儿，一是要考虑到肝气郁结，二是考虑瘀伤。脾胃为气血化生之源，读书最易耗伤心脾，所以调补脾胃，以促气血化源，一样是治疗的根本问题。因为多郁则易化火而见热，另外小儿多食冰棍、冷饮等冷物，所以又要考虑到温脾化湿。笔者所治疗的学龄期小儿病，多见舌尖边偏红，舌的中部和根部苔又白厚腻。舌尖边偏红是郁火上扰，舌中根部的苔厚腻是脾胃虚寒而有湿邪，治疗得运中化湿、清透郁热，用辛开苦泄法为上。

> ▶处方：党参15g，黄芪15g，苍术15g，厚朴15g，当归10g，柴胡5g，半夏10g，黄芩10g，生姜10g，茯苓15g，菟丝子20g，狗脊20g。

这是一个变通的小柴胡汤，《伤寒论》中的小柴胡汤是以柴胡为主药，重点在于发散外邪，而变通后则是少用柴胡，疏发气机以解郁。用平胃散加党参、黄芪补气运中，使湿邪去则气机升降有序。加用菟丝子和狗脊两味补肾药，是考虑到小儿处于身体发育阶段，而肾能主骨。如有瘀伤，可加三七粉化瘀。